조금 다른 우리 아이 바로 알기

구개열 이야기

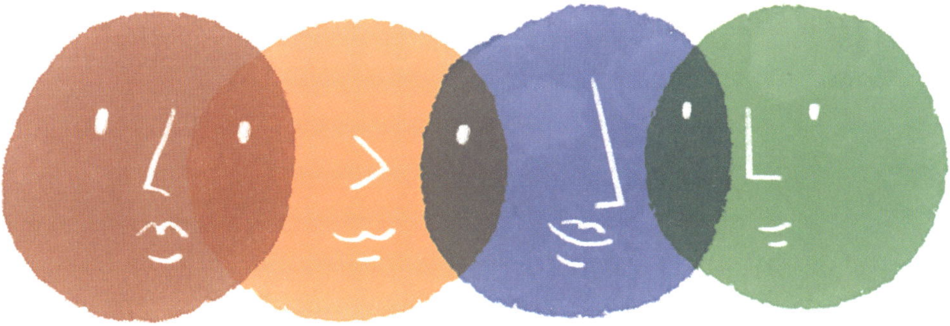

all stories about cleft palate

배용찬 지음

구개열 이야기

첫째판 1쇄 인쇄 | 2023년 10월 16일
첫째판 1쇄 발행 | 2023년 11월 6일

지 은 이 배용찬
발 행 인 장주연
출판기획 최준호
책임편집 이다영
표지디자인 김재욱
편집디자인 강미란
일러스트 김진아
발 행 처 군자출판사(주)
등록 제4-139호(1991. 6. 24)
본사(10881) **파주출판단지** 경기도 파주시 회동길 338(서패동 474-1)
전화(031) 943-1888 팩스(031) 955-9545
홈페이지 | www.koonja.co.kr

ISBN 979-11-7068-049-9

정가 20,000원

이 책을 읽기 전에

부모님과 의료인이 함께 볼 수 있는 책

입천장이 갈라진 상태로 태어난 경우를 '구개열'이라고 합니다. 오랜 기간 이런 아이들을 수술하고 치료하면서 부모님들께 수 없이 많은 얘기를 되풀이했습니다. 그래도 부족한 부분이 많고 부모님들은 궁금한 게 많습니다.

좋은 강의란 그 강의를 듣는 사람의 입장에서 정말 필요한 내용을 쉽고 정확하게 알려주는 강의라고 생각합니다. 아무리 좋은 내용이라 하더라도 듣는 청중과 전혀 관계 없는 내용이거나 이해가 되지 않는 용어를 구사하거나 수준에 동떨어진 경우에는 지루하거나 설득력이 없을 것입이다.

30년 넘게 구개열 환자를 보면서 환자나 보호자에게 공개되는 정보의 양과 질에 대하여 조금 답답함을 느껴왔습니다. 인터넷을 검색하면 무수한 정보가 나오지만 정작 우리 아이에게 해당하는 것이 어떤 것인지 알기 어렵고, 지금은 맞지 않는 얘기들도 있습니다. 어느 것은 너무 개괄적이고 일반적이라 별로 도움이 안되기도 하고, 다른 것은 너무 전문적이라 이해하기도 어렵고 오해의 소지도 많습니다.

갈수록 부모님들의 수준이 높아져 보다 전문적인 정보를 구하시는 분들도 많습니다. 그러나, 대개의 의학 서적은 병명을 기준으로 설명이 되어 있어, 아주 전문가가 아니면 어디를 찾아보아야 할지 자체가 어렵습니다. 한편 의료인이라 하더라도 자신의 전문 분야가 아니면 환자나 보호자의 질문에 정확하게 대답하기 어려운 것도 사실입니다. 또한 가끔씩 구개열 아기를 대하는 산부인과나 소아청소년과 선생님들께서도 정보의 혼란 때문에 애매한 상황을 겪으시는 경우가 있다고 합니다.

이렇게 일반인을 대상으로 한 의료 정보는 너무 단순하거나 자극적이고, 전문가를 위한 정보는 너무 어려워 상호 보완하기가 쉽지 않습니다. 이에 저자는 몇 가지 상황에 한정하여 부모님과 의료인이 함께 볼 수 있는 책을 구상하게 되었습니다.

물론 직접 수술을 담당하거나 주치의를 맡게 되는 선생님들께서는 이미 정확한 최신 지식을 갖추고 계실 것입니다. 이 책은 사랑하는 우리 아기에게 일어나는 여러 상황에 대해 궁금한 것이 너무나 많아 좀 더 자세한 내용을 알고 싶어 하시는 부모님이나, 내가 직접 구개열을 수술하지는 않지만 간혹 구개열 환아를 진료하면서 더 세심하게 진료하시고자 하는 의사분들을 위해 준비되었습니다. 구순구개열 환자의 치료에 동참하시는 치과 선생님이나 다른 의료진, 성형외과를 준비하거나 이제 막 시작하신 선생님들에게 도움이 될 만한 내용도 함께 기술합니다.

다만 약간 걱정되는 부분이 있습니다. 첫째는 아직 학계에서 정설로 인정되지 않았거나 완전한 컨센서스가 형성되지 않은 부분을 나름대로는 객관적으로 기술한다고 했지만, 직접 방문하신 병원의 의견과 차이가 있을 수 있다는 점입니다. 술자의 선호도나 경험 등에 의하여 결정되는 부분을 외과 의사라면 이해하겠지만 다른 분들은 받아들이기 어려울 수도 있을 것입니다.

두 번째는 환아의 상황이 각각 다르다는 점입니다. 이 책이 이러한 혼돈을 막기 위해서 시작되었고, 각 환아의 상태를 최대한 구분해서 설명하려고 노력하였음에도 불구하고, 각 환아마다 특별한 상황이 있을 수 있으므로 모든 설명이나 정보는 일반적일 수는 없고, 일괄적으로 적용할 수 없는 경우가 있다는 점입니다.

결국은 믿을 만한 병원에서 신뢰할 수 있는 의사에게 진료를 보시고 충분한 설명을 들으신 후에 잘 이해가 되고 납득이 되시면 수술을 받길 추천해 드립니다. 또한 구개열은 일 회의 수술로 모든 과정이 끝나는 건 아니기에 지속적인 관계를 잘 유지하시길 바랍니다.

이 책은 크게 2개의 파트로 구분되어 있습니다.

Part 1.은 환자나 부모님을 위한 내용입니다. 의료인이 아닌 분들도 쉽게 이해할 수 있도록 정리하였으며, 진료를 보면서 기억에 남는 환자 몇 명의 실제 사례를 기술하였습니다. 뒤에 있는 Part 2.의 내용은 굳이 내용을 읽으시거나 이해하실 필요가 없으십니다.

Part 2.는 소아청소년과나 산부인과 선생님을 비롯한 의료진을 대상으로 한 내용입니다. Part 1.과 중복되는 내용도 있고, Part 1.에서 설명하지 못한 추가적인 내용과 사진을 의학용어를 사용하여 기술하였습니다. 불편하고 어색한 한글 명칭 대신에 임상에서 흔히 쓰이는 명칭으로 주로 기술합니다. 귀찮으시겠지만 Part 1.을 먼저 보시고 해당되는 Part 2.의 내용을 보시기를 권합니다.

이런 자리를 빌려 혈관도 잘 보이지 않는 어리고 어려운 환자를 정성으로 마취해 주신 여러 마취과 선생님들, 깐깐한 나의 성질에 맞추어 준비한다고 고생하며 도와주신 수술실 선생님들, 외래와 병동에서 자신의 아이처럼 돌봐 주신 간호사와 조무사 선생님들, 세심하게 아이들의 발음을 체크하고 도와주신 언어치료사 선생님들, 그리고 밤잠을 잊고 끼니를 걸러가며 환자를 돌봐 주신 전공의 선생님들께 진심으로 감사드립니다.

무엇보다 조금은 다른 자신의 아이를 사랑과 용기로 지키고 키우시는 부모님들께 존경을 표합니다.

2023년 10월

배 용 찬

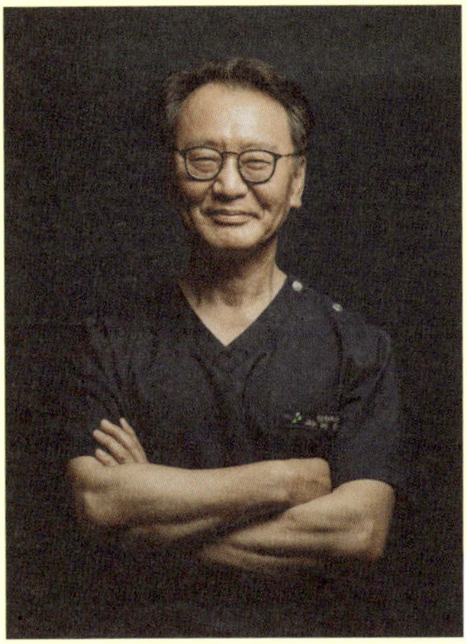

◆ 저자 소개

배 용 찬

1962년 부산에서 출생하였다.

1987년 부산대학교 의과대학을 졸업하고, 1992년 성형외과 전문의를 수료하였다. 공중보건의로 군복무 후 1995년부터 지금까지 부산대학교병원 성형외과에서 근무하고 있다.

2000-2001년에 캐나다 토론토의 'The Hospital for Sick Children'에서 연구 활동을 하였다. 대한성형외과학회의 자학회와 지회에서 회장과 이사장을 역임하였고, 2018-2020년 제31대 대한성형외과학회 회장을 지냈다.

메디컬 NGO인 글로벌케어와 함께 인지클럽의 일원으로 베트남, 라오스, 미얀마 등에서 구순구개열 의료봉사 활동을 해 오다가 수년 전부터 인지 클럽의 대표가 되었다. 2005년부터 매년 구순구개열 환자와 보호자들의 오프라인 모임인 '행복미소의 밤' 행사를 개최하고 있다.

『구순구개열』(2005), 『표준성형외과학』(2019) 등의 집필에 참여하였고, 30여 편의 구순구개열 관련 논문이 국내외 유명학회지에 실렸고, 2022년 구순구개열 수술 2,200례를 달성했다.

PART 1 가족 & 보호자용

| 차 례 |

PART 2 전문가용

| 차 례 |

PART 1

구순열과 구개열이 무엇이지요?

가족 & 보호자용

1 구개열이란?

1 이름이 어려워요.

의사들이 사용하는 용어에는 원어도 많이 들어가고 전문적인 해부학적 용어들이 있어 이해하기 어려울 때가 많습니다. 대부분의 의료진들은 한글로 쉽게 설명하려고 하지만 부족한 부분도 있을 겁니다. 여기서는 이 책에서 자주 사용되는 용어들을 살펴보도록 하겠습니다.

흔히 입술이라고 하면 립스틱을 바르는 붉은 부분만 입술이라고 여기지만, 의학적으로 이 부분은 입술의 일부인 '홍순'이라고 하며, '입술'은 코 아랫 부분을 전부 다 입술이라고 합니다. 입과 코 사이를 윗입술(상구순)이라고 하며, 입과 턱 사이를 아랫입술(하구순)이라고 합니다.

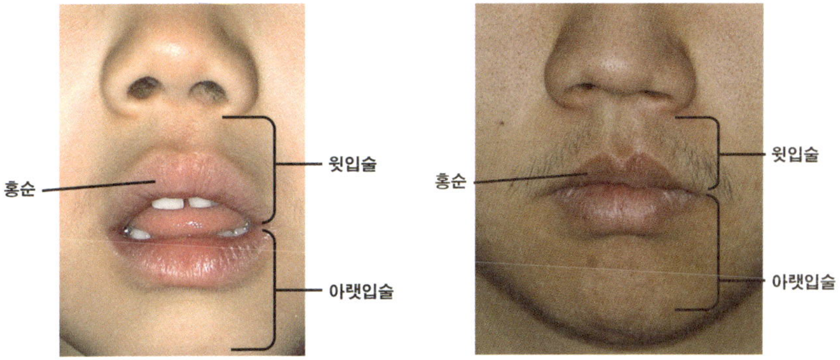

▲ 그림 1-1. 구순열 수술 후의 입술 사진: 홍순, 윗입술, 아랫입술

입천장(구개)의 앞 부분은 뼈가 있어 단단하기에 이 부분을 경구개라 하고, 뒷부분은 부드러운 조직으로 구성되어 있어 연구개라고 합니다. 연구개에는 여러 종류의 근육들이 있어 입천장이 혀나 인두와 함께 숨을 쉬고, 음식을 삼키고, 발성을 하는 여러 기능을 할 수 있게 만들어 줍니다.

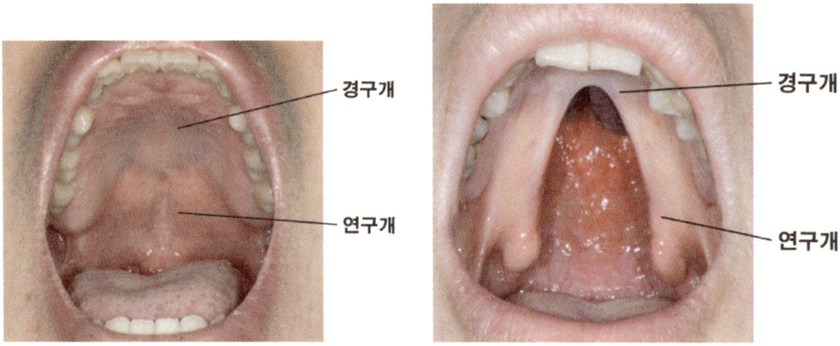

▲ **그림 1-2.** 구개 사진: 경구개, 연구개

2 구순열과 구개열이 무엇인가요?

윗입술이 정상과 다르게 갈라져 있는 경우가 '구순열'입니다. 입천장이 갈라져 있는 경우는 '구개열'이라고 부릅니다. 입술과 입천장이 모두 갈라진 형태는 구순구개열이라고 하며, 잇몸이 갈라진 것은 따로 '치조열'이라고 부릅니다(2-1장에서 좀 더 상세히 설명합니다).

3 구개열은 왜 생기나요?

우리 얼굴의 기본적인 형태는 임신 4주에서 10주 사이에 형성됩니다. 정중앙 부분과 세 쌍의 융기가 융합되어 얼굴의 형태를 만들게 되는데 이 과정에서 어떤 문제가 생기면 구순열이나 구개열 혹은 구순구개열이 발생하는 것입니다.

엽산(비타민 B9) 부족, 담배, 술, 비만, 스트레스, 임신 중 발열, 토피라메이트(topiramate) 복용, 아목시실린(amoxacillin) 노출 등이 위험 요소로 알려져 있지만 직접적인 상관 관계를 짓기는 어렵습니다. 임신 중 엽산 보충이 개열 발생 예방에 도움이 된다는 보고는 있습니다.

4 구개열의 빈도는 얼마나 되며, 우리 아기에게는 왜 생겼을까요?

미국에서 태어난 아이 만 명 중에서 구개열만 있는 경우는 5.9명, 구순구개열이 있는 경우가 5.6명, 구순열만 있는 경우는 3.1명입니다. 전 세계 평균으로는 만 명당 구개열만 있는 경우가 4.5명인데, 쿠바에서는 1.5명, 핀란드에서는 13.3명으로 나라별로 제법 차이가 있습니다.

자, 그러면 우리 아기에게는 왜 생겼을까요? 앞서 몇 가지 위험 요소를 들긴 했지만 그건 어디까지나 의학적 실험이나 연구의 내용일 뿐입니다. 임신 중 스트레스가 하나의 원인이 될 수 있다고 이야기했지만, 임신해서 스트레스 안 받는 산모가 어디 있겠습니까?

뒤에서 말하겠지만 구순구개열이 가족력과 전혀 관계가 없지는 않습니다. 그러나 대개의 경우에는 산발적으로 발생하는 것이라 부모와는 거의 관계가 없습니다. 부모님이 구순구개열이 있다고 아기가 있는 것도 아니고, 부모님이 없다고 안 생기는 것도 아닙니다. 그냥, 확률인 거죠. 따라서 부모님은 죄책감 같은 것은 절대로 가지실 필요가 없습니다. 만약에 아기에게 미안한 감정이 조금이라도 든다면, 그 감정을 아기를 더 사랑해주고 다른 가족들을 더 사랑하는데 돌리십시오. 다만, 아기를 키우는데 다른 부모보다 조금 더 큰 사랑과 용기가 필요할 것입니다.

5 아기를 가질까요, 말까요?

구개열 수술을 받은 부모님이 아기를 가져도 되는지, 부모님은 아무도 없는데 첫 번째 아기가 구개열이 있다면 두 번째 아기를 가져도 되는지 궁금해하십니다. 먼저 통계적인 내용을 알려드리고, 전문가들의 조언을 정리해 보겠습니다.

일반적으로 구순열은 남자에게 많고, 구개열은 여자에게 더 많이 생깁니다. 부모의 나이가 많을수록 위험률이 더 높아집니다. 요즘에 다문화 가정에서 오는 구순구개열 환자를 꽤 만나게 되는데, 그 이유 중 하나가, 다문화 가정의 경우에는 아빠의 나이가 많은 경우가 흔하다는 것 때문이라고 추정하는 전문가들도 있습니다.

만약에 부모가 구순구개열이 있다면, 그 정도가 심할수록 자식에게 구순구개열이 발생할 확률이 높다고 합니다. 부모 중 한 명에게 구개열이 있을 때 자식에게 구개열이 발생할 확률은 6.8%입니다. 부모는 없고 한 명의 자식에게 구개열이 발생한 경우, 다음 아이에게서 구개열이 발생할 통계적인 확률은 2.5%입니다. 부모는 없고 두 명의 자식에서 구개열이 발생한 경우 다음 아이에게 발생할 확률은 9%, 부모 중 한 명에게 구개열이 있고 한 명의 자식에게 구개열이 발생하였을 때, 다음 아기에게 구개열이 발생할 확률은 14.9%로 알려져 있습니다.

이런 숫자를 받아들이고 느끼는 정도는 개인적인 차이가 많으실 겁니다. 현재 구순구개열을 전공하는 사람들의 일반적인 의견은 '부모 모두가 구순구개열인 경우에는 구순구개열을 가진 아기가 태어날 위험도가 높아 출산을 권하지 않는다', '부모 중 한 명이 있는 경우에는 출산을 찬성한다', '부모가 없는 경우에는 한 명의 아이가 있더라도 둘째를 가지는 것을 찬성한다' 입니다. 참고가 되셨으면 합니다.

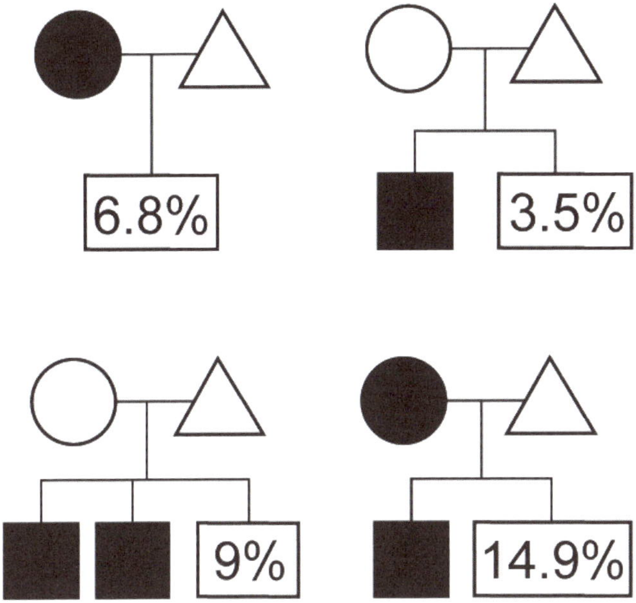

▲ 그림 1-3. 구개구순열의 유전적 확률

6 다른 기형이 있을까요?

구순구개열이 있으면 다른 선천성 기형이 동반될 가능성이 높아 철저한 조사가 필요합니다. 대게는 출산한 병원의 소아청소년과에서 전반적인 검사를 진행합니다. 필요한 경우에는 유전 검사도 합니다. 구개열만 있는 경우에는 혀가 짧다든지, 홍순에 아주 작은 구멍이 나 있다든지, 뒤에서 설명할 피에르 로빈 증후군 등 다른 선천성 기형이나 정신 발육 지연의 경우가 더 흔하다고 알려져 있습니다. 그러나, 이것 역시 확률의 문제입니다. 대부분의 아이들은 보통의 아이들과 차이 없이 정신적으로나 육체적으로 잘 자랍니다. 육체적 성장의 발달 차이에 대해서는 3-3장에서 자세히 기술됩니다.

2
구개열의 종류

1 우리 아기는 심한 편인가요?

이런 질문을 받으면, 수술 전에는 일부러 걱정할 필요가 없다고 생각해서 대개는 '중간쯤 된다'라고 얘기해 드립니다. 수술을 마치고 나면 원래 상태를 자세히 설명한 후 수술 결과를 말씀드리고, 함께 열심히 치료하면서 경과를 보자고 합니다. 보통의 일반인을 위한 안내서를 보면 좀 전문적인 분야라서 생략하는 경우가 많은데 전부를 알 필요는 없지만 내가 혹은 우리 아기가 어느 분류에 포함되는지 알면 불필요한 정보에 관심을 기울일 필요도 없고 혼란을 예방할 수가 있을 것입니다.

간단하게 구개열을 분류해 봅시다.

조금 엉뚱한 이야기로 시작해 봅니다.

'직선'의 정의를 아시나요?

제가 배울 때는 '직선이란 같은 평면에서 두 점을 잇는 최단 거리상에 있는 모든 점들의 집합'이라고 배웠습니다. 다른 관점에서 보면 직선의 양측 끝 사이에는 무한의 점이 존재한다는 것입니다.

얘기를 바꾸어서 '정상'과 '기형'의 차이를 생각해 볼까요?

성인 남자의 키가 150 cm이면 정상일까요, 비정상일까요? 혹은 몸무게가 40 kg이면 정상인가요, 비정상인가요?

간단히 답하기가 어려운 문제입니다. 물론 의학적으로는 정상과 비정상을 구분하는 여러 기준들이 있습니다.

이런 이야기를 하는 이유는 우리가 기형을 정의하거나 분류하는 것은 자연의 이치에 따른 것이 아니라 학문적인 혹은 임상적인 편의를 위해서이기 때문입니다. 완벽한 정상과 완전한 기형 사이에는 수많은 단계가 존재할 수 있습니다. 각 분류 사이에도 애매한 경우가 있어 명확히 구별하기 어려울 수가 있습니다. 그래서 의사에 따라 분류를 다르게 할 수도 있는데, 그것 자체가 중요한 것은 아니므로 크게 신경 쓰지 않으셔도 됩니다. 그럼에도 불구하고 여러 가지로 분류를 시도하는 것은 연구나 학문을 위해서 필요하기 때문입니다.

먼저 구순열과 치조열과 구개열이 함께 있는 경우를 '완전형'이라고 합니다. 한쪽만 갈라져 있는 경우는 '일측성 완전형 구순구개열(그림 1-4)', 양측 모두 갈라져 있는 경우는 '양측성 완전형 구순구개열(그림 1-5)'이라고 합니다. 양측성인데 한쪽은 완전형, 다른 쪽은 불완전형을 가지는 경우도 있습니다. 구순열이 없이 구개만 잇몸까지 벌이지는 경우는 거의 없습니다. 잇몸은 괜찮고 뒤쪽의 구개에만 개열이

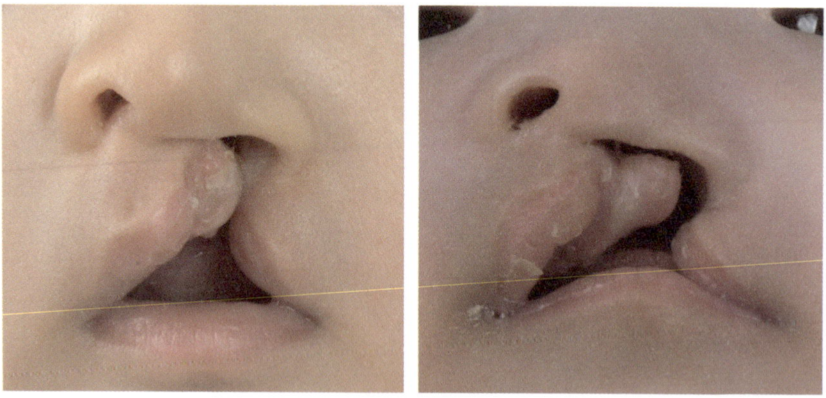

▲ **그림 1-4.** 일측성 완전형: 좌측 완전형 구순구개열 - 입술과 잇몸(치조), 입천장이 모두 갈라져 있다.

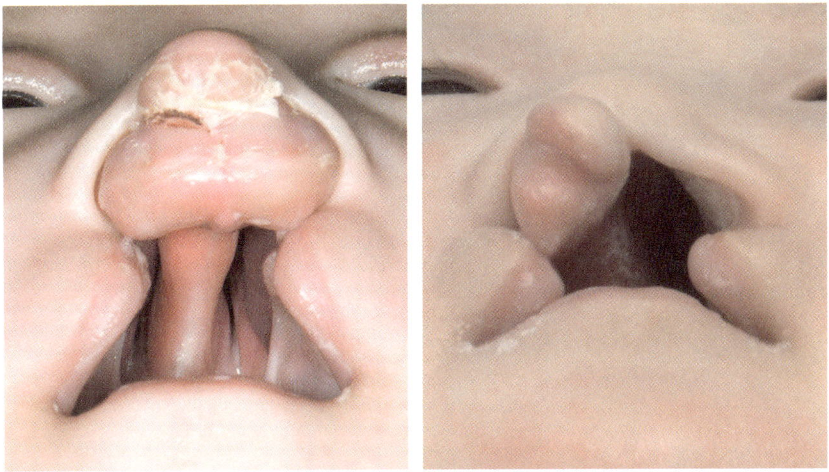

▲ 그림 1-5. 양측성 완전형: 양측 입술과 잇몸, 입천장이 모두 갈라져 있다.

있는 경우는 모두 불완전형이라고 합니다. 이것은 전부가 중앙이 갈라져 있으므로 오른쪽, 왼쪽을 구분하지 않습니다(그림 1-6). 사실은 이것도 다양한 형태가 있고 수술 방법을 달리해야 하는 상태도 있습니다. 잇몸 바로 뒤에서부터 갈라지거나, 말발굽처럼 U-자 모양을 가지거나 아주 넓은 개열을 가지거나, 구개가 아주 높으면 수술이 까다로울 수는 있습니다. 그러나 잘 수술해 주실 테니 개의치 마시길 바랍니다.

입천장이 확실하게 갈라져 있지는 않지만, 목젖이 살짝 갈라져 있거나 두 개로 보이는 경우가 있는데 이것은 '점막하 구개열'의 가능성이 많습니다. 이에 대해서는 다음 장에서 따로 설명하겠습니다.

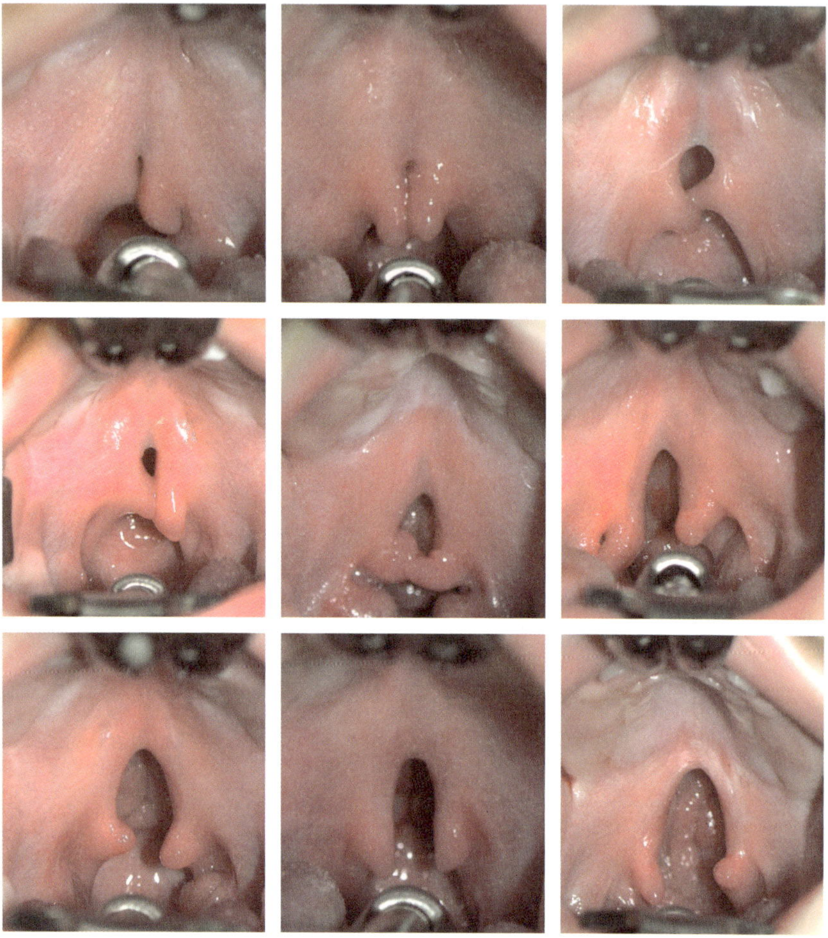

▲ 그림 1-6 A. 다양한 형태의 불완전형 구개열: 연구개만 갈라져 있는 불완전형 구개열

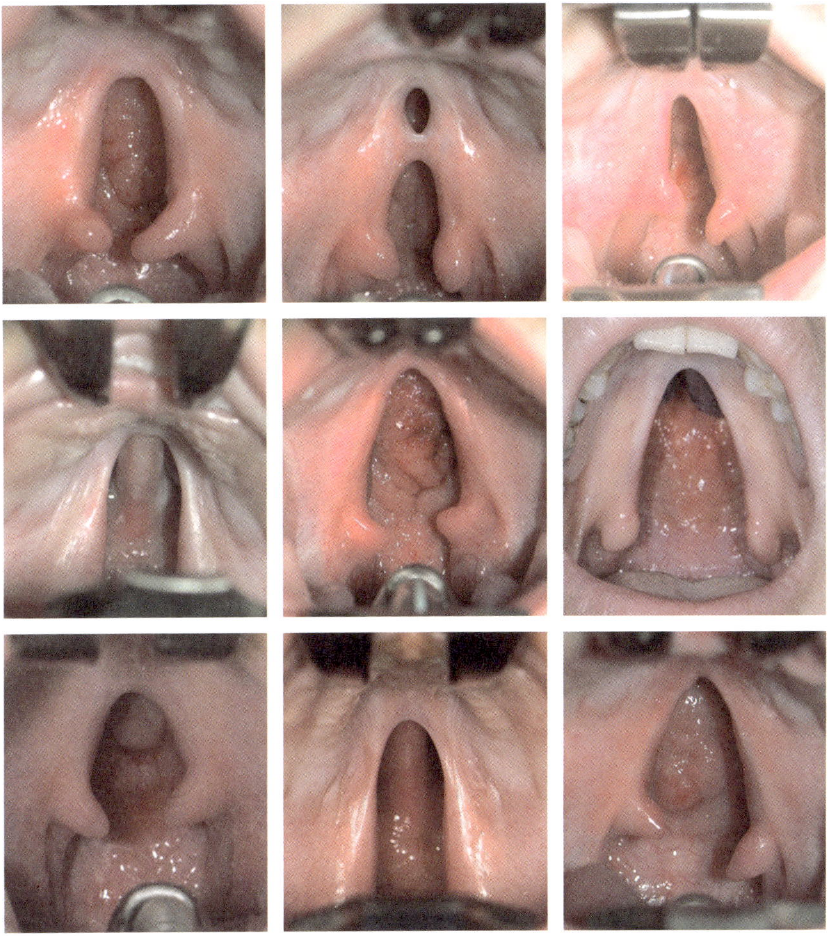

▲ **그림 1-6 B.** 다양한 형태의 불완전형 구개열: 경구개의 일부도 갈라져 있는 불완전형 구개열

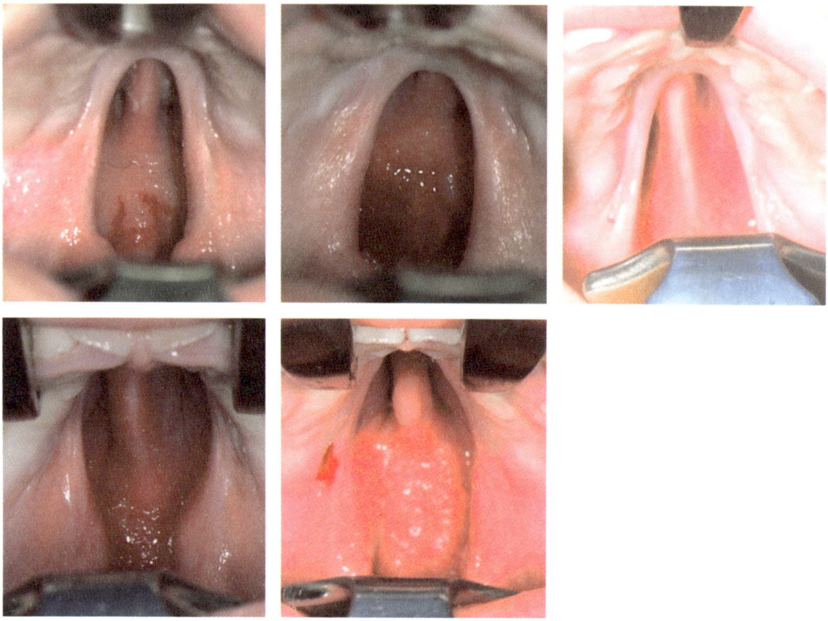

▲ **그림 1-6 C.** 다양한 형태의 불완전형 구개열: 잇몸 바로 뒤에까지 갈라져 있는 불완전형 구개열

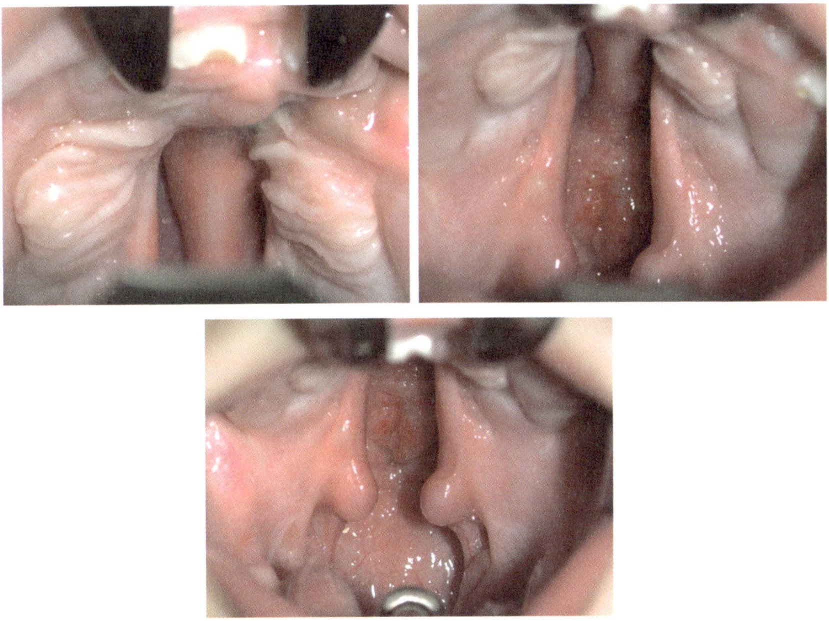

▲ 그림 1-7 A. 일측성 완전형 구개열: 좌측 완전형 구개열

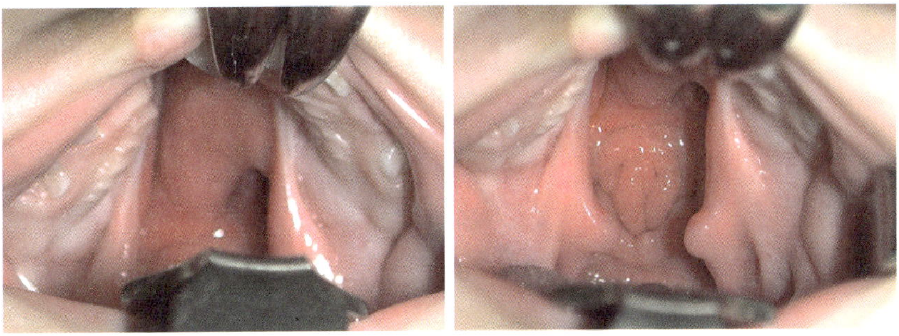

▲ 그림 1-7 B. 일측성 완전형 구개열: 우측 완전형 구개열

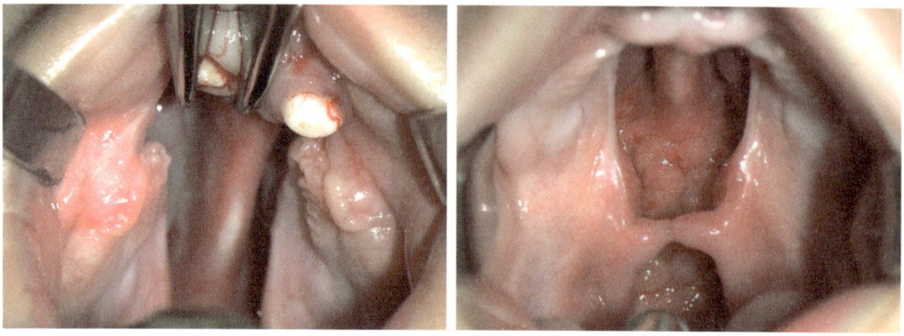

▲ 그림 1-8. 양측성 완전형 구개열

2 점막하 구개열

1) 점막하 구개열이 무엇인가요?

점막하 구개열은 보통 사람들이 눈으로 보아서는 확인하기 어렵습니다. 목젖의 끝부분이 약간 갈라져 있거나 아예 목젖이 두 개로 보이기도 합니다. 입천장의 근육들이 좌우로 제대로 연결되어 있지 않아서 중앙 부분이 얇아 비춰 보이기도 하고, 삼각형 형태로 함몰되어 보이기도 합니다. 손가락으로 입천장을 만져보면 입천장의 뼈가 끝나는 부분의 중간에 V자 형태의 골결손을 확인할 수 있습니다. 이런 증상을 모두 가지지 않고 한 두 가지의 증상만 보이는 경우도 있고, 목젖만 발육이 안되어 있는 경우도 있습니다(그림 1-9). 따라서 있는지 모르고 지내다가 5~6세가 되어서 발음이 이상하다고 찾아오는 환아에게서 꽤 발견되기도 합니다. 제가 학생들 수업 시간에 강조를 많이 해서인지 우리 대학을 나온 소아청소년과 선생님들은 편도를 보시면서 목젖도 살펴보고 조금만 이상하다 싶으면 저에게 보내서 확인을 합니다. 그러나, 제법 나이가 들 때까지 모르고 있거나 중이염이 너무 자주 생겨 이비인후과 선생님이 발견하고 의뢰하기도 합니다.

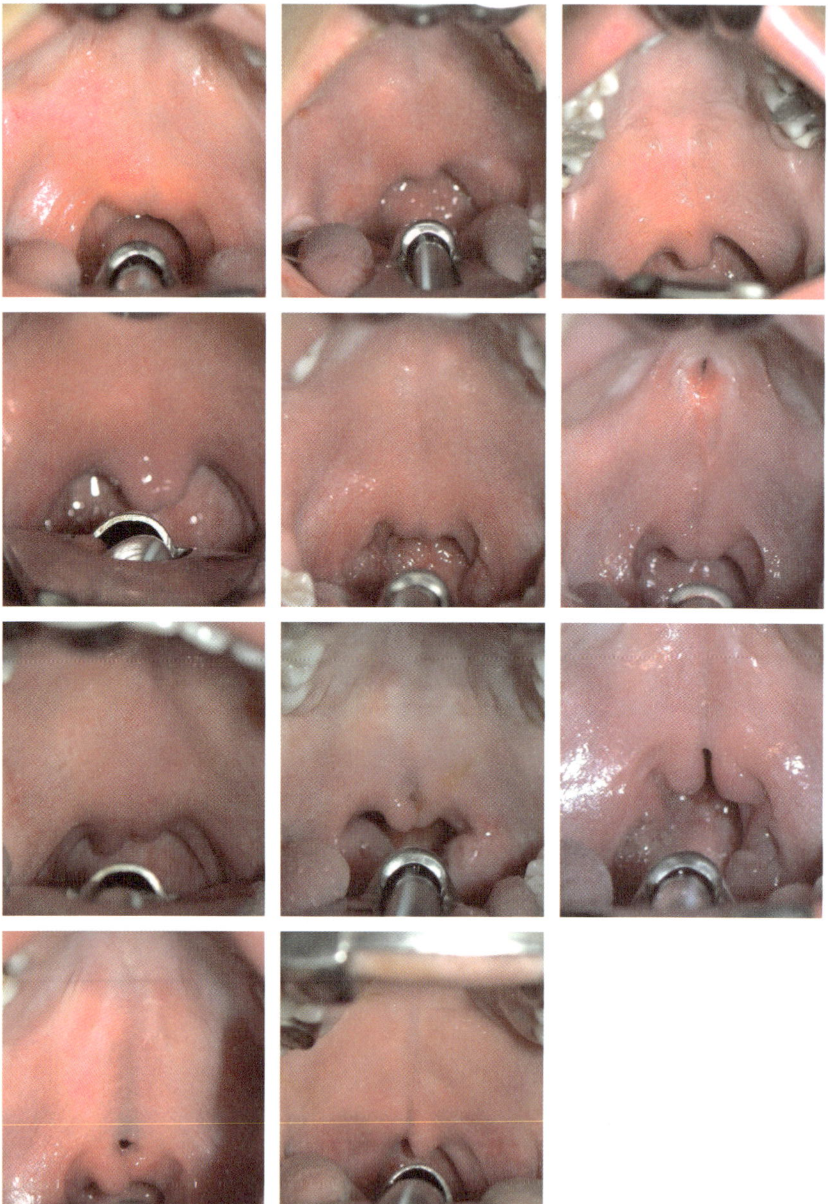

▲ **그림 1-9.** 점막하 구개열: 점막하 구개열도 다양한 형태를 보인다.

2) 점막하 구개열도 수술해야 하나요?

우리가 평생 살면서 다른 사람의 목젖을 볼 일이 없기 때문에 형태적으로 중요한 문제는 아닙니다. 다만, 이 경우에 발음이 잘 안될 가능성이 있기 때문에 주의해서 관찰해야 하는 것입니다. 또한 중이염이 자주 발생할 수도 있습니다.

신생아 중에서 점막하 구개열의 빈도가 얼마나 되는지에 대하여 모두가 인정하는 통계는 없습니다. 점막하 구개열 환아 중에서 발음 문제가 발생하는 빈도가 얼마나 되는지도 모호합니다. 5~50%까지 다양하게 보고되고 있습니다.

어떻든, 점막하 구개열이 있어도 구개인두부전으로 진행되지 않는 경우가 많기 때문에 점막하 구개열로 진단되었다고 무조건 수술을 할 필요는 없습니다. 대신에 발음과 청력에 대하여 주기적으로 잘 관찰해야 할 것입니다. 발음에 문제가 있다고 판단되면 바로 수술을 하게 되는데 이 시기는 아기마다 차이가 꽤 있습니다만, 보통은 3~4세 반 경이 됩니다. ··· CASE 1

일반적으로 점막하 구개열 환아들은 수술 후 발음의 결과가 다른 구개열보다 좋지 않습니다.

CASE 1

점막하 구개열을 가진 가희는 수술을 왜 받았을까?

'가희'(가명)는 5살 여아로 입천장의 이상을 확인하기 위해 저에게 왔습니다. 목젖이 둘로 나누어져 있었고, 전형적인 점막하 구개열의 구조를 가지고 있었습니다. 그러나, 다행히도 기능상의 문제는 보이지 않아 완벽하게 정상적인 발음을 하고 있었습니다. 부모님이 걱정이 많으셔서 내시경 검사 등의 객관적인 검사도 시행했지만, 아무런 이상을 보이지 않았습니다. 수술이 필요하지 않다고 말씀드렸지만, 가희의 어머님은 목젖이 두 개인 것이 아무래도 걸린다고 수술을 원하셨습니다. 평생 살면서 다른 사람의 목젖을 보는 일은 없다고 설득을 하였지만 가희 어머니의 근심을 이길 수는 없었습니다. 결국은 목젖을 깨끗하게 하나로 만들어 드리고 어머니를 안심시켜 드렸습니다.

3 증후군에서 나타나는 구개열

구개열 환아에서는 여러 다른 기형이나 증후군이 있을 수 있기 때문에 신생아실이나 그 이후에도 지속적인 관찰과 검사가 필요할 수 있습니다.

반데우드(Van der Woude) 증후군은 유전자 돌연변이와 연관이 있고, 벨로카디오페이셜(Velocardiofacial) 증후군과 디조지(DeGeorge) 증후군은 염색체 결손과 관련이 있습니다. 이런 증후군에서 나타나는 구개열이나 구개 기능 장애에 대해서는 각 아기들의 상황에 맞추어서 수술 여부나 수술 시기 등의 치료를 의논할 것입니다.

비교적 흔히 보이는 피에르로빈 증후군(Pierre Robin sequence)은 태어날 때 턱이 아주 작아서 혀가 뒤로 넘어가 호흡이 곤란한 증상을 가지는 경우를 말합니다. 이런 아기들의 60~90%에서 구개열이 발견됩니다. 발생 원인이 복잡해서 일반적인 증후군인 '신드롬, syndrome' 대신에 '시퀀시, sequence'라는 의학 용어를 쓰는데, 한글로는 그냥 피에르 로빈 증후군이라고 부르고 있습니다. 심장이나 신장 등에 다른 기형이 있는지도 잘 살펴보아야 합니다.

이 증후군을 가진 아기의 가장 큰 문제는 호흡과 수유입니다. 병원에서 아기의 자세 변경, 산소 공급, 코에 관을 삽입하는 등의 여러 방법으로 호흡을 도와줄 것입니다. 그래도 어려운 경우에는 입술과 혀를 붙이는 수술이나 하악골을 늘리는 수술을 할 수도 있습니다. 가능하면 피해야 하지만 안되면 목에 기관절개술을 해서 관을 삽입하여 호흡하게 합니다. 이런 과정에서 기관지 내시경을 해야 하는 경우도 있습니다.

이런 아기에게서 보이는 구개열은 대개는 불완전형인데, 특징적인 말발굽 형태의 U 자 형태의 개열을 보입니다(그림 1-10). 수술 시기는 아기의 개인 상황에 맞추어 조정을 하는데 수술 후 발음 결과가 보통의 구개열에 비해 부족할 수 있습니다.

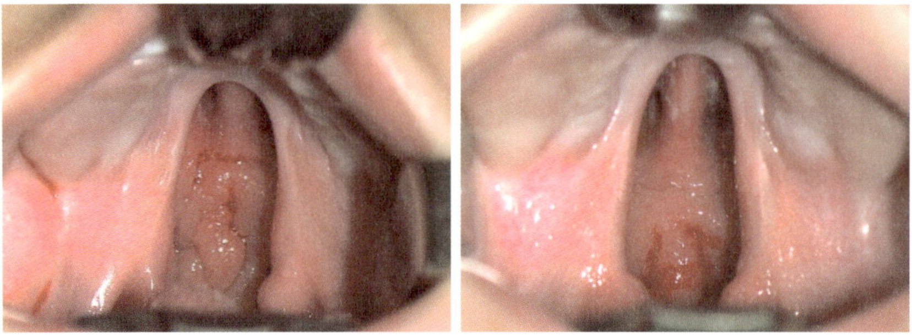

▲ **그림 1-10.** 피에르 로빈 증후군에서 보이는 특징적인 형태의 구개열

3 구개열 환아의 문제점

1 정상과 구개열 환자의 구개 구조의 차이

구개열을 가진 아기들은 정상 아기들에 비해 어떠한 구조적 문제점이 있을까요? 구개열 환자에서는 입천장이 갈라져 있다는 것 외에도 입천장을 움직이는 근육이 잘못 배열되어 있습니다. 결과적으로, 필요한 경우에 연구개가 후상방으로 움직여서 목 뒤의 벽에 붙어서 코 안과 입 안을 완전히 구분하게 만들어 주어야 하는데 이런 기능에 문제가 생기지요. 또한 귀와 입안을 연결하는 이관이 제대로 작동하지 않아 중이에 문제를 일으키게 됩니다(3-5장 참조).

2 수술 전에 아기는 어떻게 먹여야 하나요?

개열이 연구개의 후방에만 조금 있는 경우를 빼고는 일반적으로 모유 수유는 어렵습니다. 입 안에 음압을 만들 수가 없어서 일반적인 젖병의 사용도 힘이 많이 듭니다. 그래서 조금 먹다가 힘이 들어 지쳐서 자고, 조금 있다가 다시 배가 고프니 잠에서 깨어 울고, 또 조금 먹다가 힘이 들어 지쳐서 자고… 이런 상황이 반복되면 아기가 제대로 성장하기도 어려울 뿐만 아니라 엄마나 보호자도 잠도 못 자고 힘이 들어 견디기 어렵습니다. 그래서 한 번 먹을 때 충분한 양을 먹을 수 있도록 도와주는 것이 아주 중요합니다.

젖꼭지의 구멍을 십자로 잘라 구멍을 크게 만들어 쉽게 빨 수 있도록 하는 방법, 부드러운 젖병을 사용하여 먹는 속도에 맞추어 젖병을 짜주는 방법, 혀 후방으로 우유가 들어가게 하는 길고 부드러운 형태의 젖꼭지를 사용하는 방법, 중력에 따라 흘러나오는 특수 젓병을 사용하는 방법 등이 있습니다. 국내에서는 현재 닥터 브라운, 메델라, 더블하트 등에서 구개열 환아용 특수 젖병을 구할 수 있습니다(그림 1-11). 소개한 방법들은 다 효과가 있지만 개인적인 선호도와 아기가 받아들이는 방법에는 차이가 있어 이것저것 사용해 보고 최선의 방법을 선택하길 권합니다. 수유법이 성공적인지는 체중 증가와 골격 발달을 통해 확인할 수 있습니다. 다시 한번 강조하지만 핵심은 우유가 잘 나오게 해서, 아기가 최소한의 노력으로 조절 가능한 속도로 충분한 양을 먹도록 하는 것입니다

중력에 의해 우유가 코로 들어가지 않도록 45도 정도 머리를 세워서 수유를 시키고, 수유 시간과 양을 잘 관찰해야 합니다. 다른 아기들에 비해 먹으면서 공기가 많이 들어가기 때문에 과다하게 삼킨 공기를 배출시키기 위해 수유 후에는 등을 두드려서 트림을 충분히 시켜 줍니다.

구개 수술이 잘 되면 이런 특별한 수유 방법은 일반적으로 필요 없게 됩니다.

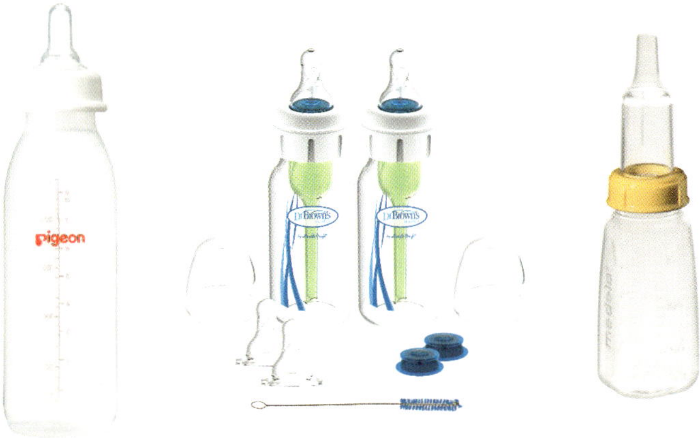

▲ 그림 1-11. 구개열 환아를 위한 특수 젖병

3 구개열 아기는 잘 자랄 수 있나요?

구개열 아기들이 태어날 때는 다른 아기들과 평균 체중이 같습니다. 그러나, 출생 후에는 초반부터 체중 증가의 속도가 늦습니다. 구개열 수술 시기에는 성장곡선이 심하게 지연됩니다. 하지만, 구개열 수술을 하게 되면, 4세에는 성장이 정상으로 돌아옵니다. 적어도 6세까지는 성장이 안정화되어 정상 소아에 비해 키와 체중이 차이가 없습니다. 소아기 후반이나 사춘기에 보통 아이들과 약간 다른 경향을 보이기도 하지만, 다행히 대부분의 환아들은 정상적인 키, 체중, 발달을 이루게 되니 너무 걱정하지 않으셔도 됩니다.

4 구개열 환아의 발음이 걱정입니다.

구개열을 가지고 있다고 해서 말을 못 하는 것은 아닙니다. 언어 발달 자체는 문제가 없지만 발음에 문제가 있을 수 있습니다. 만약에 언어 발달에 어려움이 있다면, 그것은 운동 발달, 청각, 환경 자극 등의 전반적인 발달의 장애가 있기 때문이지, 구개열 자체가 언어 발달의 원인이라고 생각하지는 않습니다.

반면, 구개열이 있으면 입 안과 코 안을 분리하는 능력이 없어서 원활한 발음을 만들어 내지 못하게 됩니다. 특히, 입 안에 양압이 필요한 발음에 지장이 있습니다. 따라서 수술을 받지 않은 구개열 환자는 음식 섭취의 장애에도 불구하고 잘 성장할 수는 있어도, 정상적인 발음을 가질 수는 없습니다. 그래서 수술이 필요한 것입니다.

조금 더 상세히 설명하자면, 연구개와 인두의 후벽과 양쪽 측면벽이 서로 조화롭게 움직여서 입 안과 코 안을 완전히 분리하였다가 서로 통하게 만들었다가 필요하면 다시 막아주는 것이 '구개인두'의 기능입니다. 이게 잘 되면 '구개인두폐쇄'가 된다고 하고, 이런 기능이 잘되지 않아서 필요한 경우에도 입 안과 코 안을 완전히 분리시키지 못하게 되면 이것을 '구개인두부전'이라고 합니다(그림 1-12).

구개인두부전이 있으면 코로 소리가 새어 나오고(과다비성) 쉰 듯한 소리가 납니다. 또한 환아가 나름대로 비슷한 소리를 내려고 자신도 모르게 습관화되는 보상기전을 통해 이상한 발음을 할 수도 있습니다.

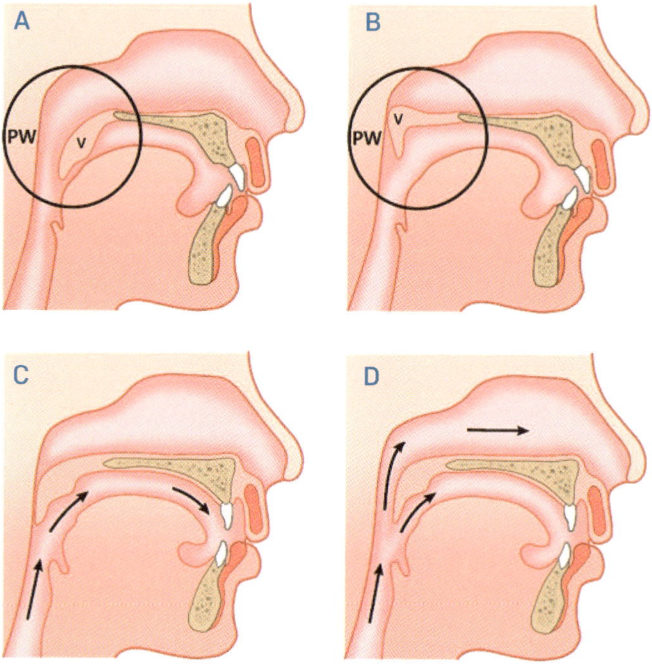

▲ 그림 1-12. 연구개와 인두와의 상관 작용.(PW: 인두 후벽, v: 목젖)
A. 평상시의 연구개와 인두와의 관계. **B.** 말을 할 때는 인두 후벽에 붙는다. **C.** 정상적으로 말을 할 때는 공기의 흐름(화살표)이 입으로 나간다. **D.** 연구개와 인두와의 작용이 제대로 되지 못하면 공기가 코로 새어 나가게 된다.

5 구개열과 중이염

중이와 비인두를 연결하는 작은 관이 있는데 이것이 이관(16세기 이탈리아 해부학자인 유스타치의 이름을 따서 '유스타키안 튜브 - Eustachian tube'라고 부릅니다.)입니다. 이것의 주 기능은 중이의 공기 압력을 외이의 공기 압력과 맞추어 주는 작용을 합니다. 높은 산에 가거나 비행기를 타면 어느 순간에 귀가 먹먹해지는 경험을 하게 됩니다. 갑작스러운 외부 기압의 변화로 중이의 압력과 차이가 나서 생기는 현상입니다. 이때 입과 코를 막고 '흥'하고 숨을 쉬면 귀가 뚫리는 듯한 느낌이 듭니다. 다시 기압의 균형이 맞춰졌기 때문입니다. 구개열 환아에서는 이 이관을 여닫는 기능에 문제가 생겨, 대부분의 환아에서 중이염이 흔하게 발생하게 됩니다. 옛날에는 지속적인 중이염으로 청력 손실도 생기고 완전 난청이 될 수도 있다고 하였는데, 최근 국내에서는 이렇게 심한 경우는 잘 보기 어렵습니다. 그러나 청력 손실이 심하면 언어 발달에도 영향이 있기 때문에 잘 관찰하고 관리를 해야 합니다. 다행히 중이가 건강하게 유지되어 수술이 필요 없는 경우도 있습니다만, 대개는 구개열 수술을 할 때, 고막에 환기 튜브를 삽입해 줍니다. 어릴 때부터 중이염이 심하면 구개열 수술 시점까지 기다리지 않고 환기 튜브 삽입을 먼저 시행하는 경우도 있습니다.

구개열 수술 자체가 중이염을 안 생기게 만드는 수술이 아니기에, 수술 후에도 중이는 지속적으로 관심을 가지고 관리를 해주어야 합니다. 대부분의 아이들은 나이가 들수록 중이염의 빈도와 정도가 좋아지게 됩니다.

4 수술

1 구개열 수술은 언제 하는 것이 좋을까요?

구개열의 가장 이상적인 수술 시기를 찾는 것은 참 어렵습니다. 현재 북미를 중심으로 대규모 연구가 진행되고는 있지만 현재까지는 논리적인 정답이 없습니다. 수술 방법도 아주 다양하고, 표준화된 발음의 평가 방법도 통일되어 있지 않고, 수술하는 사람의 숙련도도 다 다른 점 등의 이유로 객관적인 결과를 유출하기가 어렵습니다.

일반적으로 수술을 빨리 할수록 발음의 결과가 좋다고 생각하고 있습니다. 그렇다고 너무 빨리 수술하면 전신마취의 위험도가 증가하고, 조직의 발달이 미약해서 수술의 정확도가 감소하고, 안면골 성장의 장애 가능성이 더 증가할 것입니다. 반대로 이를 걱정해서 너무 늦게 수술하게 되면, 음식 섭취의 불편함을 감내해야 하고, 무엇보다 발음의 결과가 좋지 않을 가능성이 증가합니다.

전 세계에서 나오는 보고를 둘러보면, 극단적으로는 3개월에 부분적으로 수술을 하는 병원부터 성장이 끝날 때까지(15~18세) 부분적으로 그냥 두는 병원까지 아주 다양하지요. 개인적인 의견입니다만, 의료사회주의 국가에서는 수술을 서두르지 않는 듯하고, 자유 경쟁체계의 의료 제도를 가진 나라에서는 수술을 가급적 빨리 시행하려는 경향이 있어 보입니다. 또한 언어가 나라별로 달라서 나라별로 적절한 수술 시기에 대한 의견이 다르기도 합니다.

그래도 6개월 전에는 수술하지 말자는 의견이 지배적이고, 늦어도 18개월 전에는 수술하는 것에는 대부분 동의합니다. 좀 더 좁게 말하면 9~15개월 사이에 수술하는 병원이 많습니다. 추세는 조금씩 수술 시기가 빨라지는 느낌입니다. 저는 그동안의 경험과 연구를 토대로 10~12개월에 주로 수술하기를 권합니다. 물론 적절한 수술 시기는 각 아기의 상태에 따라서 결정하는 것이 중요합니다.

2 수술의 원칙

이 책은 구개열에 대한 안내서이므로, 수술 방법에 대하여 자세하게 기술할 의도는 없습니다. 그런데 부모님들께서 수술을 어떻게 하는지 많이 궁금해하시고, 조직을 어디서 가져오느냐 등의 질문을 자주 하십니다. 그래서 구개열 수술에 대하여 최대한 쉽고 간단하게 기술을 해 보고자 합니다.

앞에서 말씀드린 대로 환아의 전신 건강 상태와 발달 상태를 잘 고려하여 수술의 시기를 정하고 마취와 수술 후 처치를 준비합니다. 필요하면 청력 검사도 하고, 적응이 되는 경우에는 고막에 환기관을 삽입하는 수술을 동시에 시행합니다.

구개열 수술의 목적은 음식을 잘 먹고, 말을 잘하게 만들면서도 안면골 성장 장애를 최소화하는 것입니다. 이를 위해서는 갈라진 입천장을 잘 닫아서 누공 없이 입 안과 코 안을 구분해 주고, 연구개의 근육을 기능적으로 재배치하고, 필요한 경우에는 연구개 길이를 연장시켜 주기도 합니다. 입천장의 갈라진 부분이 크다고 신체의 다른 부위에서 조직을 가져오지는 않습니다. 입천장 자체 내에서 조직을 재배치하여 갈라진 입천장을 닫아줍니다. 뒤에 나오겠지만 입 안의 볼 쪽에서 지방이나 점막을 가져오는 경우는 있습니다.

수술 설명을 들으실 때, 본랑겐백(von Langenbeck) 방법, 이중대립Z성형술(Double opposing Z-plasty, Furlow's technique), 투플랩(Two-flap) 구개성형술, 연구개내 근성형술(intravelarveloplasty) 등의 수술 방법을 들으신다면 '흔히 사용하는 유용한 방법으로 수술을 받는구나'라고 생각하시면 되겠습니다. 혹시나 서골 피판(Vomer flaps), 협근 근점막피판(Buccinator myomucosal flap), 볼 피판(Buccal flap), 볼지방 피판(Buccal fat flap) 등의 용어를 들으신다면 '좀 더 상세하게 설명을 해주시는구나'라고 받아들이시면 되겠습니다. 대부분의 숙련된 의사는 기본적인 수술 방법을 바탕으로 자신만의 여러 기법을 혼용해서 사용합니다. 따라서 어느 방법이 절대적으로 좋다기 보다는 누가 수술하는가가 결과에 더 큰 영향을 준다는 연구가 꽤 있습니다.

5 수술 후 관리와 경과

1 수술 직후 관리

구개열을 가진 아이는 정상보다 넓은 기도에 익숙해져 있습니다. 입천장을 닫아주는 수술로 인해 넓었던 기도가 줄어들고, 점액이나 혈액에 의해 기도가 더 좁아질 수도 있기 때문에 수술 후에는 아기의 호흡을 잘 보아야 합니다. 회복실에 가보면 아기의 혀끝에 실이 달려 있는 것을 볼 수 있습니다. 만약을 위해서 대비하는 것인데, 회복실이나 병실에서 제거해 줍니다. 경우에 따라서는 원활한 호흡을 위해 코에 튜브를 넣어 두기도 합니다. 피에르-로빈 증후군이나 호흡에 영향을 주는 다른 증후군을 가진 아이들은 호흡 곤란이 없다고 확인될 때까지 중환자실에서 하루이틀 지켜볼 수도 있습니다. 지속적인 동맥혈산소포화도를 측정하기 위해서 손가락이나 발가락에 장치가 부착되어 있고, 모니터에 숫자가 나오는데 이에 대한 사용법과 주의사항을 잘 듣고 의료진과 협조하시기를 바랍니다. 대부분의 아기들은 2~3일 지나면 좁아진 기도에 익숙해지고 부기도 빠져 원활한 호흡에 지장이 없게 됩니다.

구개열 수술을 하고 나면 입안에서 어느 정도는 피가 묻어 나옵니다. 이 또한 2~3일 이내에 완전히 멈추게 됩니다. 입술 밖으로 나온 피는 닦아주고, 입 안쪽으로는 손대지 않도록 합니다. 출혈이 심하다고 걱정되시면 주저하지 마시고 의료진에게 연락하십시오.

수술을 마치고 나오면 아이가 손가락이나 다른 이물을 입에 넣지 못하도록 팔에 부목이 채워져 있을 겁니다. 보통 3주간은 이 부목을 계속 하고 있습니다. 옷을 갈아입히거나 목욕시킬 때도 항상 주의를 하시고 그 외의 경우에는 항상 부목을 채우시는 것이 안전합니다.

보통 수술 당일 날은 아기가 보채지 않도록 잘 달래주시고, 다음 날부터는 물로 입안을 자주 씻도록 합니다. 수술 후에 남은 빈 공간이나 실밥에 음식물 찌꺼기가 끼지 않도록 하는 것입니다. 컵이나 고무 달린 주사기를 흔히 사용합니다. 마취가 풀리고 물부터 먹이는 시간은 병실에서 알려 줄 것입니다. 먹일 수 있는 음식의 종류와 먹이는 방법, 입 안을 씻는 방법과 횟수 등도 상세히 알려주실 겁니다. 유동식이나 연식을 주는 기간은 병원마다 조금 차이가 나는데 3주가 지나면 정상식으로 돌아갑니다.

2 구개누공(palatal fistula)

구개열 수술은 갈라진 입천장을 입천장 자체의 조직으로 재건하는 수술입니다. 따라서 봉합 부위에 어느 정도의 긴장이 있어서, 상처가 잘 아물지 못하게 되면 상처가 벌어지거나 아예 구멍이 나는 수가 있습니다. 이렇게 수술 후에 입천장에 구멍이 난 것을 구개 누공이라고 합니다(그림 1-13)

누공이 작으면 저절로 막히기도 하고, 발음이나 음식 섭취에 아무런 지장이 없는 경우도 있습니다. 하지만, 구멍의 크기가 크면 발음에 장애가 생기고 음식물이 코로 나오고 냄새가 날 수 있습니다.

일반적으로는 구개열의 상태가 심할수록 누공의 가능성이 높다고 하지만, 반드시 그런 것 같지도 않습니다. 수술 방법이나 숙련도에 따라 차이가 날 수도 있다고 하지만 이 또한 논란이 많습니다.

보호자가 하실 수 있는 최선의 방법은 입 안을 물로 자주 잘 씻기고, 팔의 부목을 잘 채우는 것입니다.

완전형 구순구개열의 경우에는 구개 수술을 하면서 치조열을 완전히 닫지 못하는 경우가 있을 수 있습니다. 이런 경우에는 보통 치조열을 재건하면서 해결하는 것이 일반적입니다.

누공은 연구개와 경구개가 만나는 지점에 가장 흔히 생기지만 경구개나 연구개, 어디서나 발생할 수 있습니다. 구개 누공을 재건하는 수술 시기와 수술 방법은 환아의 상태에 따라 결정하게 될 것입니다. … CASE 2

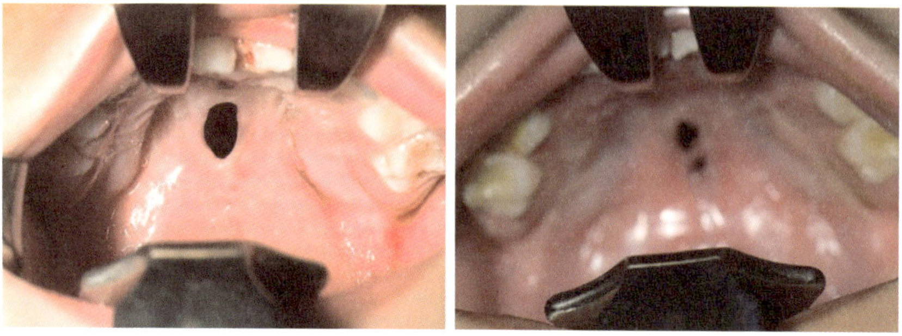

▲ **그림 1-13.** 구개 누공

CASE 2

구개열 수술 후에 구개누공이 생긴 다희는 어찌 되었을까?

'다희'(가명)는 양측성 구순구개열을 지니고 태어났습니다. 입술 수술이 잘 되었고, 구개열 수술도 어려웠지만 열심히 수술했습니다. 모든 게 잘 되었다고 생각했는데 수술 후 일주일쯤 지나자 치조 바로 뒷부분의 조직이 조금씩 괴사가 일어나더니 결국은 구개 앞부분에 제법 큰 누공이 생기고 말았습니다. 다행히 부모님과 이야기가 잘 됐고, 이후에도 저를 믿고 잘 따라와 주셨습니다. 또한 고맙게도 다희는 발음이 아주 정상적이어서 발음에 대한 수술은 진행하지 않고 누공의 재건만 시행하여 무사히 잘 재건되었습니다. 재주가 많고 예쁜 다희는 특히 춤솜씨가 뛰어나 '행복미소의 밤' 행사 때마다 인기를 독차지하였고, 어떤 분들은 다희의 춤을 보려고 참석한다는 분까지 생겼습니다. 그 이후의 코 수술도 잘 진행되었고, 양측을 동시에 진행한 잇몸뼈 이식도 잘 되어서 지금은 교정 치료를 하고 있습니다.

3 상악골의 성장

구개열 수술을 받은 환자들은 상악골의 성장이 부족할 수 있습니다. 구개열이 있지만 수술을 받지 않은 채 성인이 된 경우에는 정상적인 상악골을 가지고 있습니다. 따라서 구개성형술이 상악골의 성장에 영향을 미친다고 생각하고 있습니다. 구순구개열이 있는 경우에는 구순열 수술도 상악골 성장에 영향을 끼친다고 하지만 구개 수술이 더 중요해 보입니다.

구개열 수술을 받은 아이들은 치아 과밀이나 교합의 이상을 보일 수 있고, 교정치료가 필요합니다. 10~40%의 구개열 환아에서 상악 수술이 필요하다는 보고도 있습니다.

4 발음

3-4장에서 입천장과 인두의 구조와 유기적인 작용이 정상적인 발음에 중요하다고 말씀드렸습니다. 구개열 수술 후에 구개인두부전을 보이는 이유는 연구개가 너무 짧거나, 반흔으로 인하여 운동의 장애가 있거나, 구개거근이 정상적으로 재건되지 않아서 일거라고 추정하고 있습니다.

구개열 수술 후에 구개인두부전이 오는 빈도에 대해서는 연구에 따라 상당한 차이를 보입니다. 발음의 결과를 객관적으로 평가할 수 있는 통일된 기준이 없고, 다른 변수가 너무 많아서 결과를 객관적으로 비교하기 어렵기 때문입니다. 대체적으로는 70~80%의 환아는 정상적인 발음을 합니다. 언어 치료만으로 정상적인 발음이 가능할 수도 있고, 이차 수술이 필요할 경우도 있습니다. 발음 개선을 위한 이차 수술이 필요한 경우는 10~20% 정도입니다. 저자의 경우에는 정상적인 발음을 보이는 경우가 83%, 언어 치료에도 불구하고 구개인두부전을 보이는 경우가 14%, 경계성으로 판단되는 경우가 3%였습니다. ··· CASE 3

저자는 수술 후 상처가 안정되면 보호자를 언어치료사와 면담하게 하여 아기의 성장에 따른 언어 발달에 대한 정보를 제공하고, 주기적인 관찰을 통해 전신적인 성장, 중이 상태, 언어 발달, 안면골 성장, 치아 발달 등을 확인하고 필요한 경우에는 언어 치료를 적극적으로 권하고 있으며, 3살 반에서 4살 반 사이에 발음 평가를 통해서 이차 수술이 필요한 경우에는 가급적 빨리 시행하려고 합니다.

CASE 3

성악을 전공한 라희 이야기

'라희'(가명)는 일측성 구순구개열을 지니고 태어났습니다. 첫 구순열 수술을 다른 선생님에게 받았는데 그리 잘 되지는 않았습니다. 집안 사정이 있어 구개열 수술을 제때 받지 못하고 있다가 저를 만나게 되었습니다. 나이가 들수록 발음 결과가 좋지 않기에 최선을 다해 수술을 하였습니다. 다행히 정상적인 발음을 보여서 일정에 맞추어 입술 흉터 수술, 코 수술 등을 진행하고 나이가 들어 잇몸뼈 이식도 하였습니다. 라희의 어머니는 특히 라희에게 온 정성을 다하였습니다. 제게도 제가 부담될 정도로 고맙다는 말씀을 수십 번씩 하시곤 했습니다. 구개열을 완벽하게 극복한 라희는 대학에서 성악을 전공하였고, '행복미소의 밤'에서 재능 기부를 하여 다른 어머니들을 감탄하게 만들었습니다. 라희는 대학원까지 진학하여 특수교육을 공부하던 중 결혼을 하게 되었습니다. 라희의 어머니가 청첩장과 함께 보내온 편지는 저에게 무엇과도 바꿀 수 없는 깊은 감동을 주었습니다.

6

구개인두부전

1 구개인두부전이 무엇인가요?

3-4장에서 연구개와 인두의 상호 작용에 의하여 입 안과 코 안을 구분하는 기능을 '구개인두폐쇄'라고 하였습니다. 또한 이런 기능이 잘되지 않아 말을 할 때 발음이 코로 새는 것을 '구개인두부전'이라고 했습니다. 5-4장에서는 구개열 수술 후에 구개인두부전이 오는 이유와 빈도에 대해서도 언급하였습니다.

사실 구개인두부전이 발생하는 원인은 여럿 있지만 대부분은 구개열 수술 후에 옵니다. 가장 중요한 것은 정확한 진단을 해서 수술이 필요할지 여부를 결정하는 것입니다. 발음을 평가하는 방법은 여러 가지가 있습니다. 그중에서 이 분야를 전공한 전문적인 언어치료사나 의사가 귀로 듣는 것이 가장 신빙성이 있습니다. 그래서 말하는 과정을 녹음하거나 녹화하는 것입니다. 보다 객관적인 평가와 수술 방법의 선택을 위하여 시행하는 검사들도 있습니다. 검사의 종류는 병원마다 조금 다를 수는 있습니다. 코로 공기가 얼마나 새는지 측정하는 방법도 있고, 말하는 것을 옆에서 방사선 촬영을 해서 연구개와 인두의 움직임을 관찰하는 방법도 있으며, 코로 작은 내시경을 넣어서 연구개와 인두의 기능을 위에서 직접 보는 방법 등이 있습니다. 뒤의 두 가지 방법을 사용한 결과를 사진을 통해 설명해 두었습니다.

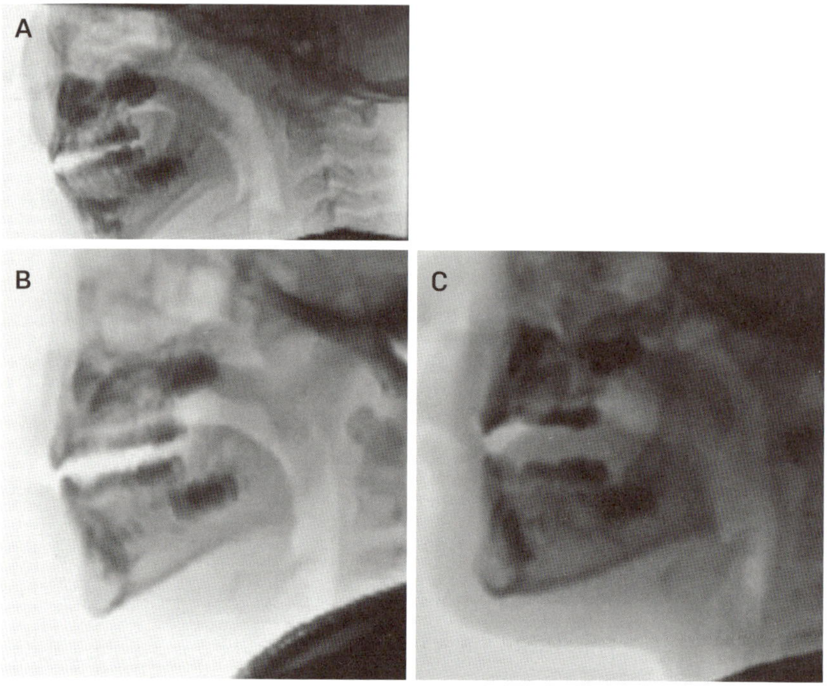

▲ 그림 1-14. 말하는 것을 옆에서 방사선 촬영을 해서 연구개와 인두의 움직임을 관찰하는 방법. **A.** 평상시의 연구개와 인두의 위치 관계- 연구개는 아래로 처져 있고 입 안와 코 안 사이의 공간이 많다. **B.** 발음이 정상적인 아이들이 말할 때는 연구개가 후상방으로 움직여서 인두의 후벽과 붙어 입 안과 코 안을 분리해서 소리가 코로 가지 않고 입으로 나오게 한다. **C.** 구개인두부전이 있으면 연구개가 충분히 움직이지 못하고 인두 후벽과 붙지 못하여 입 안과 코 안을 구분하지 못해서 소리의 일부가 코로 빠져나가 콧소리가 나게 된다.

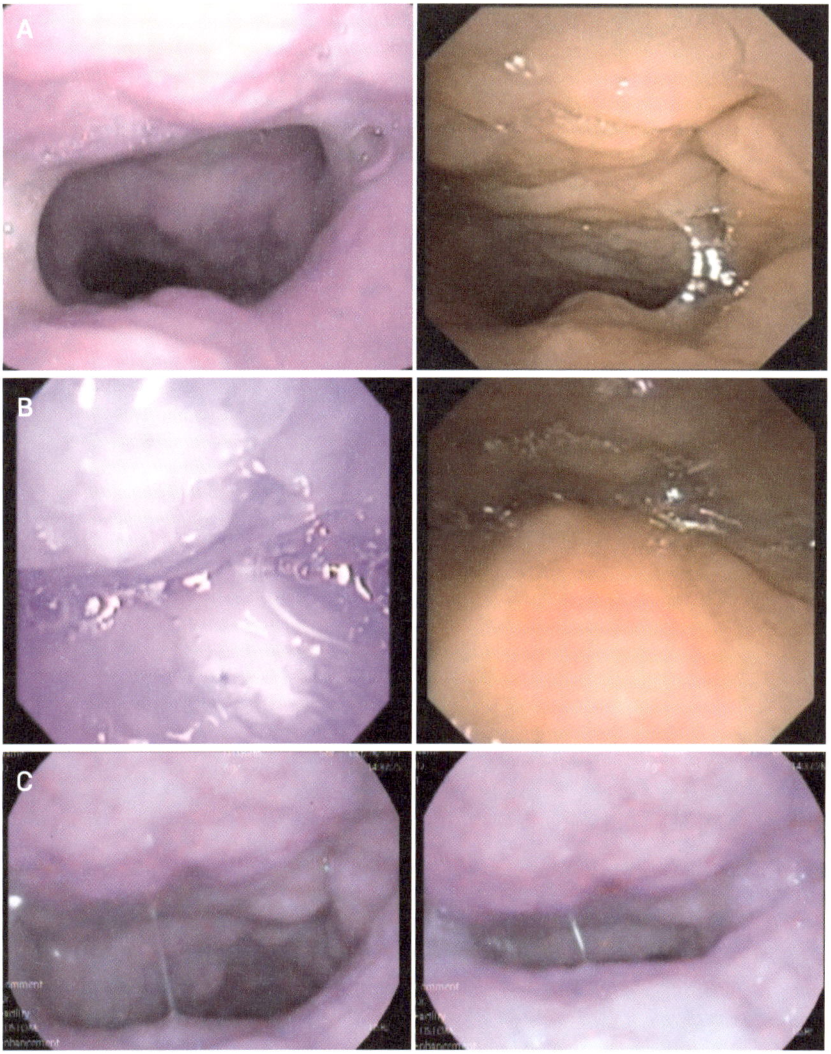

▲ **그림 1-15.** 코로 작은 내시경을 넣어서 연구개와 인두의 기능을 위에서 직접 보는 방법. **A.** 평상시에는 충분한 공간이 보인다. 위쪽이 인두이고, 아래쪽이 연구개이다. **B.** 말을 할 때는 연구개와 인두가 완전히 막혀서 틈이 보이지 않는다. 이를 구개인두폐쇄가 되었다고 표현한다. **C.** 구개인두부전을 가진 환아의 사진. 왼쪽은 평소의 모습이고, 오른쪽은 말 할 때의 모습이다. 구개인두폐쇄가 이루어지지 않고 간격이 생겨서 소리가 이를 통해 코로 나간다.

2 구개인두부전의 수술 시기와 방법

앞에서 구개열 수술 시기에 대하여 얘기할 때도 너무 늦으면 결과가 좋지 않다고 하였습니다. 구개인두부전의 경우도 마찬가지입니다. 수술 전 언어 치료는 도움이 되고, 간혹 언어 치료만으로 구개인두부전이 좋아지는 경우도 있습니다만, 언어 치료에만 기대면서 수술 시기를 놓치는 것은 좋지 않습니다. 저자의 연구에 의하면 5세 이전에는 수술하는 것이 결과가 좋은 것으로 보입니다.

수술하는 방법은 상황에 따라 다릅니다. 너무 짧은 연구개를 길게 만들어 주는 방법, 제대로 연결되지 못한 입천장 근육을 다시 재배치시키는 방법, 이 둘을 복합적으로 시행하는 방법 등이 있는데, 이들 방법은 입천장 자체 내에서 수술을 합니다. 인두의 크기 자체를 줄여주는 인두성형술이나 인두에 있는 근육과 점막을 입천장의 중앙부에 붙이는 인두피판술도 있습니다. 가장 흔히 사용되는 인두피판술은 입 안과 코 안이 통하는 부분이 제대로 막히지 않고 틈이 있으니, 이 비기능적인 구멍의 중앙을 막아서 양측의 기능적인 작은 구멍 두 개로 변환시켜 주는 수술이라고 볼 수 있습니다. ··· CASE 4

CASE 4

구개열 수술 후에 미희는 인두피판술을 하는게 좋을까?

'미희'(가명)는 점막하 구개열이 늦게 발견되어 늦은 나이에 수술을 받았습니다. 최선을 다해서 수술하였다고 생각했지만, 발음이 완벽하지는 않았습니다. 물론 수술 전과는 비교할 수 없을 정도로 좋아지기는 했지만 언어치료로도 개선되지 않는 부분이 있었습니다. 여러 검사 후에 저는 이차 수술로 인두피판술을 하자고 제안하였습니다. 그러나 어머니는 지금도 웬만하게 발음이 되는데 꼭 더 수술해야 할 지에 대해 고민을 많이 하셨습니다. 이런 경우에는 저도 판단이 힘듭니다. 100% 완벽하게 좋아진다는 보장도 없고, 지금도 의사소통에는 거의 지장이 없는 상태인데 마취와 수술 후 합병증을 감수하면서 수술하는 것이 옳을까? 지금까지의 경험을 통해서 수술 후에 최소한 발음이 더 나빠진 경우는 한 번도 없었습니다. 그리고 여러 검사의 결과들이 인두피판술을 가리키고 있었습니다. 방법이 있는데 안 하면 나중에 후회할 수 있으니 최소한 시도라도 해 보는 것이 미희에게 좋지 않겠냐고 어머니를 설득하였습니다. 마침내 어머니도 저만 믿겠다며 수술에 동의하여 수술을 진행하게 되었습니다. 수술 끝나고 며칠 뒤에 간단한 치료와 확인을 하고는 미희에게 말을 시켜보았습니다. 와우! 벌써 완벽한 발음을 하는 것이었습니다. 너무 고마워서 안아 주었습니다. 어머니도 안도의 한숨과 감사의 마음을 큰 미소로 보내어 주었습니다.

7 구개열 관련 정보 구하기와 병원의 선택

인터넷을 검색하면 상당히 많은 정보를 구할 수 있습니다.

좀 더 구체적인 정보를 원한다면 다음 카페 등을 활용하면 됩니다. 제가 알고 있는 카페는 아래와 같습니다. 회원으로 가입하고 질문을 하면 다른 엄마 아빠들의 경험과 노하우를 들을 수 있습니다.

- 다음 카페 행복미소 happy smile ⋯➝ https://cafe.daum.net/happysmilepnuhps/
- 다음 카페 수선화향기 ⋯➝ https://cafe.daum.net/winmouth/

우리나라의 의료체계상 여러 과가 동시에 한 명의 환자를 보는 시스템이 어렵습니다. 최근에는 암 환자에 대해서는 일부 인정해 주는 제도가 생겼습니다. 저자의 병원에서 오래전에 한 달에 한 두 번 여러 과 교수들이 모여서 구순구개열 환자를 평가하고 치료를 의논하던 경험이 있었지만 그리 오래 가진 못했습니다.

구개열 환아는 성형외과뿐만 아니라 소아청소년과, 이비인후과, 교정과 등의 여러 과와 긴밀하게 의논하게 협조해서 치료를 진행해야 하므로 이런 시스템이 잘 갖추어진 병원에서 진찰을 받으시는 것이 좋겠습니다. 특히나 구개열 수술은 결국 말을 잘하게 만드는 수술이므로, 언어치료사가 신료에 적극적으로 동참하는 병원이 여러 가지로 유리하리라 생각됩니다.

지리적, 시간적 이유로, 대부분의 환아는 수술을 받은 병원에서 언어치료를 받을 수가 없습니다. 자주 쉽게 접근할 수 있는 지역의 언어치료사는 구개열 환아의 발음을 전문적으로 보기 어려울 수도 있습니다. 그래서 수술받은 병원의 언어치료사와 지역의 언어치료사가 긴밀하게 연계되어 언어 치료를 진행하면 더욱 효과적일 것입니다.

8 마치는 글

저에게는 장애가 있는 딸을 가진 여동생이 있습니다. 늘 안타깝고 그 조카에 대해 이야기하는 것이 조심스럽고 약간은 불편하였습니다. 어느 날, 동생이 제게 말했습니다. “나는 우리 딸이 너무 감사하고 소중해. 이 아이가 아니었다면 우리 가족이 이렇게 화목하였을까? 내가 가족의 소중함을 이리도 절절히 느끼고 살아 갔을까? 이 아이 때문에 나는 가족들을 더 사랑하게 되었고, 이 세상이 더욱 소중하게 되었나고 생각해. 그래서 우리 딸이 너무 고마워.” 가슴이 먹먹하고 부끄럽고 할 말을 잃었습니다. 시간이 지나면서 동생의 말이 어떤 의미인지 차츰 깨닫게 되었습니다.

옛날 어른들이 하시던 말씀 중에 이런 말이 있습니다. ‘아래를 봐도 끝도 없고, 위로 봐도 끝이 없어.’ 어떻게 보면 자신의 상황을 인정하고 너무 욕심 부리지 말라는 뜻이기도 하고, 자신 보다 못한 경우를 생각해 보면 자족해야 한다는 의미도 있어 보입니다. 구개열은 적절히 치료하면 이 사회의 훌륭한 한 명의 구성원으로 잘 자랄 수 있는 질환입니다. 물론 더 많은 걱정과 관심과 노력이 필요하겠지만요. 우리가 조금만 더 큰 사랑을 가지고 용기를 내어 봅시다.

이런 말도 있습니다.

하늘의 천사들이 너무 바빠서 엄마를 보내주었다고…

PART 2

구순열과 구개열이 무엇이지요?

전문가용

1 구개열이란?

1 이름이 어려워요.

경구개(Hard palate)는 중앙에서 만나는 두 개의 구개판(palatal plate)으로 이루어져 있으며 이들은 앞위턱뼈(premaxilla)에 합쳐집니다. Premaxilla의 뒤쪽 경계는 절치공(incisive foramen)입니다. 연구개(Soft palate)의 앞쪽은 입찬장건막(palatal aponeurosis)으로 구성되어 있는데, 두개기저부(skull base)로부터 구개장근(tensor palatini muscle)에 걸려 있습니다. Soft palate의 뒤쪽은 구개거근(levator palatini muscle), 구개인두근(palatopharyngeus muscle), 구개설근(palatoglossus muscle), 구개수근(uvular muscle)의 네 쌍의 근육으로 구성되어 있습니다.

Incisive foramen의 앞쪽에 있는 hard palate, alveolar process, lip을 일차 구개(primary palate)라고 부르고, incisive foramen의 뒤쪽에 있는 palate를 이차 구개(secondary palate)라고 부릅니다.

2 구순열과 구개열이 무엇이지요?

구개열(Cleft palate, CP)만 있는 경우와 cleft palate가 동반되었든 아니든 구순열(cleft lip, CL)이 있는 경우는 발생학적으로 완전히 다릅니다. 그래서 역학 조사나 관련 연구를 할 때는 이 두 종류를 완전히 구분하는 것이 일반적입니다. 영어로 된 책에는 'CP only'와 'CL with or without CP'로 표현합니다.

3 구개열은 왜 생기나요?

발생 중 전두비 돌기(Frontonasal process)와 상악 돌기(maxillary processes)의 융합(fusion)이 안되면 primary palate의 cleft 즉, cleft lip이 발생합니다. 그래서 전형적으로 premaxilla와 lateral maxilla 사이에서 한쪽이나 양쪽에 cleft 가 생기는 것입니다.

한편 외측구개선반(lateral palatal shelves)은 primary palate보다는 늦은, 임신 7~8주경에 수직(vertical)으로 자라던 방향이 수평(horizontal)으로 바뀌면서 양쪽이 붙게 됩니다. 이 fusion은 앞에서 뒤로 진행됩니다. 이런 과정을 이해하게 되면 secondary palate 즉, cleft palate의 여러 형태를 이해할 수 있습니다.

참고로, levator palatini와 다른 pharyngeal muscles은 제 4 아가미활(fourth branchial arch)에서 나오며 미주신경(vagus nerve)의 지배를 받는데, 유일하게 tensor palatini muscle은 first branchial arch에서 유래하고 삼차신경(trigeminal nerve)의 지배를 받습니다.

6 다른 기형이 있을까요?

처음으로 구개열 환아를 보게 되는 선생님은 신생아의 호흡 상태와 심장 상태를 좀 더 유의해서 살펴보시는 것이 좋습니다. 육안적으로 보이는 설소대(ankyloglossia)나 mucosal pit 등을 확인해 주시고, Pierre Robin sequence의 가능성도 확인이 필요합니다.

2 구개열의 종류

1 우리 아기는 심한 편인가요?

구개열은 육안상 cleft가 경한 상태부터 점막하(submucous), 불완전형(incomplete), 일측성 완전형(right/left complete), 양측성 완전형(bilateral complete)으로 나눌 수 있습니다. 점막하 구개열에 대해서는 2-2장에서 다시 자세하게 얘기될 것입니다. Cleft 형태를 묘사하기가 어려워서 도식화된 그림으로 표시하기도 하는데 대표적으로 Kernahan's classification이 있습니다(그림 2-1). 각 구조물에 해당하는 그림이 있고 cleft가 있는 부분을 표시하는 직관적인 방법입니다. Veau classification도 있는데(그림 2-2) 이것은 특히 수술이나 그 결과에 관련하여 연구할 때 흔히 사용됩니다. Cleft가 연구개에만 있으면 Veau I, 경구개까지 있으면 Veau II, 일측성으로 치조까지 갈라져 있으면 III, 양측성이면 IV로 분류합니다.

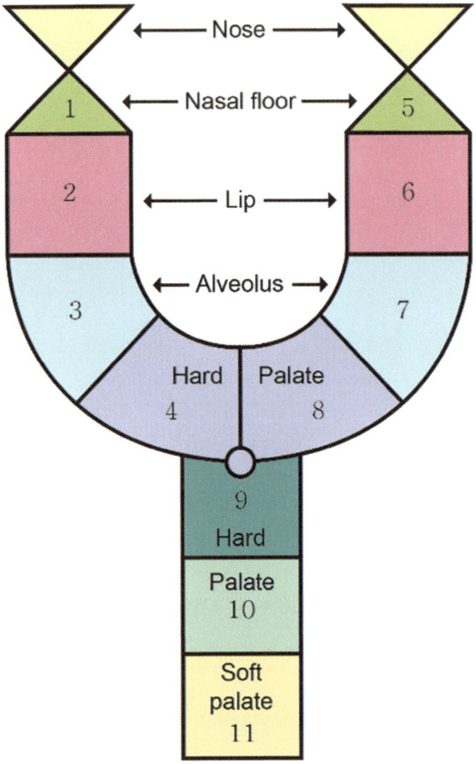

▲ 그림 2-1. Kernahan's classification

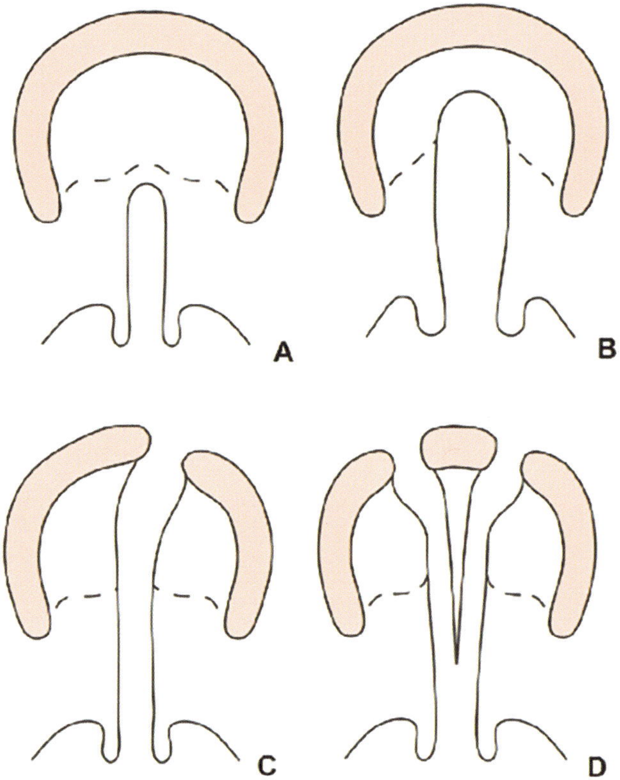

▲ **그림 2-2.** Veau Classification **A**-I, **B**-II, **C**-III, **D**-IV

1) Cleft palate with cleft lip and alveolus

primary palate와 secondary palate는 발생학적으로 다른 단계에서 형성되지만, cleft palate는 cleft lip과 흔히 동반됩니다. 개열의 치조 부분은 상악 측절치(lateral incisor)와 견치(canine)의 치근 사이가 됩니다. 이 때문에 유치와 영구치에서 측절치와 견치의 위치이상이 생깁니다. 구순구개열 환자의 80~90%는 개열측의 상악측절치가 없고, 있다하더라도 아주 작거나 이상하게 생길 수 있습니다. 정상인에 비하여 일측성 구순구개열 환자는 전반적으로 치관이 작고 영구치의 맹출이 늦습니다. 흥미롭게도 유치의 맹출은 크게 차이가 나지 않는다고 합니다.

양측성 완전 구순구개열에서는 중절치(central incisor)와 측절치를 포함하고 있는 premaxilla segment가 치조궁과 연결되어 있지 않습니다. 외측 분절들이 흔히 설측으로 함몰되어 있는데, premaxilla segment가 전방에 위치하면 구개열 수술 후에도 앞쪽에 누공이 생길 수 있고 그렇게 되면 심각한 발음 문제가 생길 수도 있고, 물이나 음식물이 코로 나오게 될 수도 있습니다. 추후 상악궁의 교정치료로 골이식 전에 분절들을 정리해 줄 수 있습니다.

2) Clefts of the secondary palate

불완전 구개열이라 불립니다. 개열의 정도는 각각이어서, 연구개 후방에만 있는 경우부터 절치공까지 갈라진 경우까지 다양합니다. 경구개의 골 결손은 항상 있으며 이것 역시 정도가 다양한데 절치공 앞에까지 이르는 경우도 있습니다. 대개의 경우, 치아는 정상이며 대칭적입니다.

2 점막하 구개열(Submucous cleft palate)

구개 점막이 갈라져 있지 않아 육안상으로는 개열이 없어 보이지만, 보통의 구개열처럼 구개거근이 앞뒤로 배열되어 양측이 서로 만나지 못합니다. 이로 인해 연구개의 중앙 부분이 점막으로만 구성되어 얇아, 비강 속으로 빛을 비추면 근육이 서로 결합되어 있지 않은 연구개 중앙에 빛이 투사됩니다(zona pellucida). 또한 경구개 후연의 중앙부의 뼈가 갈라져 있습니다. 이는 손가락을 넣어서 만져보면 확인할 수 있으며 수술하면서 눈으로 볼 수도 있습니다. 또한 목젖이 다양한 정도로 갈라져 있는데, 이들 세 가지 증상을 Calnan's classic triad라고 합니다. 앞서 분류에서 언급하였듯이 완벽한 정상과 전형적인 점막하 구개열 사이에도 다양한 형태를 볼 수 있는데, 다른 증상은 없이 목젖만 갈라져 있거나, 두 가지 증상만 보이는 경우도 있습니다. 임상적으로 명백한 소견이 없는 경우에도 90% 이상에서 수술시에 해부학적 이상이 관찰됩니다. 이런 경우를 소위 잠재점막하구개열(occult submucous cleft palate)라고 칭하는데 임상적 평가가 명확하지 않아 애매한 경우도 있습니다. 그러나 점막하 구개열이나 다른 어떠한 개열이 없음에도 불구하고 구개인두의 부조화로 인해 구개인두부전을 보이는 드문 경우가 있습니다.

일반적인 점막하 구개열 환자는 구개 근육을 움직이면 구개 후방 중앙 부분이 삼각형 모양으로 함몰되는 것을 볼 수 있습니다. 구개의 전후 면적이 부족해 구개인부 부전이 흔하며, 유아기에 발견이 어려워 진단이 늦어지는 경우가 많습니다. 진단이 늦어진 경우 수술 시기를 놓쳐 발음 교정이 어려울 수도 있습니다.

점막하 구개열의 빈도는 1,200명 중 한 명이라는 보고가 있습니다. 또한, 점막하 구개열만 있는 환아의 45~55%가 발음, 중이염, 청력손실 등과 연관된 증상이 있다고 하며, 비내시경 검사를 해보면 약 1/3이 구개인두부전을 보인다고 합니다. 그러나, 점막하 구개열에서 실질적인 구개인두부전의 빈도는 5% 이하라는 보고부터

50% 이상이라는 연구까지 아주 다양합니다. 점막하 구개열의 정도와 과대비성 등의 증상과는 연관이 없다고 합니다. 어떻든, 점막하 구개열이 있어도 구개인두부전으로 진행되지 않는 경우가 많기 때문에 점막하 구개열로 진단되었다고 무조건 수술을 할 필요는 없습니다. 대신에 발음과 청력에 대하여 주기적으로 잘 관찰해야 할 것입니다. 구개인두부전을 보이는 점막하 구개열 환자는 발음평가와 비내시경을 통해서 철저히 평가해야 합니다.

수술 시기에 대해서는 뒤에서 자세히 언급될 것이지만 일반적으로 빨리 수술할수록 발음의 결과가 좋습니다. 그러나, 점막하 구개열의 경우에는 수술 시기와 발음 결과가 크게 연관이 없다는 연구가 많습니다. 보통은 구개인두부전이 확인되면 바로 수술을 진행합니다. 점막하 구개열의 수술적 교정은 구개 근육을 해부학적으로 교정하는 것입니다. 인두피판술이나 괄약인두성형술을 처음부터 시도하는 방법도 제안되었지만, 대부분은 비정상적인 구개거근의 복원에 집중합니다. 다른 구개열에 비해 수술 후 합병증은 차이가 없지만, 발음의 결과는 일반적으로 떨어지는 것으로 알려져 있습니다.

3 증후군에서 나타나는 구개열

구개열 환아에서는 여러 기형과 증후군이 발견됩니다. 구순열이 없는 구개열 환아의 50%에서 증후군과 연관이 되어 있고, 구순구개열의 경우에는 30%에서 증후군과 연관이 있다는 보고도 있습니다.

Van der Woude 증후군은 popliteal pterygium 증후군의 원인이기도 한 interferon regulatory factor 6 (IRF6) 유전자의 돌연변이와 연관이 있습니다. 이 증후군은 보통염색체 우성 증후군이며 하구순에 lip pits이 동반됩니다.

특정한 증후군과 연관된 구개열 환아는 철저히 조사하고 개별적으로 치료 계획과 시기를 잡아야 합니다. 심각한 발달 지연이 있거나 예상 수명이 아주 짧은 환아는 수술을 연기하거나 아주 특별한 상황에서만 수술을 해야 합니다. 증후군을 가진 환아는 심장기형의 빈도가 높고 마취와 수술 후 관리에 주의를 기울여야 합니다. 또한, 심한 장애가 있는 아이가 말을 할 수 있게 된다는 헛된 기대와 희망을 부모에게 주지 않도록 구개 수술은 발성을 돕는 것이지 언어발달을 도울 수 있는 것이 아니라는 것을 잘 설명해야 합니다. 신경근육 발달지체가 있는 심한 장애를 가진 아기는 구개성형술로 인해 상기도가 막힐 수도 있습니다.

Velocardiofacial 증후군은 22q chromosomal deletion과 연관되는데 fluorescent immunohybridization (FISH)로 발견합니다. 이런 소아는 bird-like face, 연구개 기능부전, 발달지연, 여러 심장 이상 소견을 보입니다. 같은 결손이 DeGeorge 증후군도 일으키는데 이는 B-cell과 면역 기능장애와 연관 있어, 이런 소아들은 면역학적 조사와 관찰이 필요합니다. 이런 소아들의 대부분은 명백한 구개열을 가지지 않으며 심지어는 점막하 구개열도 안 가지고 있을 수 있습니다. 대개는 정상적인 연구개의 운동이 없어서 구개의 기능 장애가 발생합니다. 이런 환자에서 발음 개선을 위한 수술에 관한 결정은 상당히 복잡하고 어렵습니다.

1) Pierre Robin sequence

작은턱증(Micrognathia), 설하수(glossoptosis), 호흡 곤란의 세 가지 증상을 특징으로 합니다. 이들 중 60~90%에서 구개열이 동반되는데 주로 연구개에 국한되며 특징적으로 U자 모양의 개열인 경우가 많습니다.

이전에는 자궁내에서 머리가 과다하게 굽혀져서 구개 사이에 혀가 놓여서 발생한다고 생각되었지만 요즘에는 이런 단순한 기계적 사건이 원인이 아니라고 여겨집니다. 심장이나 신장 등에 동반 기형을 가지는 빈도가 높습니다.

Pierre Robin sequence를 가진 신생아는 혀가 후방에 위치하게 되어 심한 호흡 곤란이나 수유 장애를 가질 수 있습니다. 처음에는 아기를 복와위로 눕히고 위세척수유관을 사용해서 혀를 앞으로 밀어봅니다. 같은 목적으로 비호흡관(nasal airway)을 사용하면 80~90%의 성공률을 보였다고 합니다. 이런 보존적인 방법이 실패하면 수술을 고려합니다. 기관절개술(Tracheostomy)을 대신하여 혀-입술 접합술(tongue-lip adhesion)을 시행하면 일반적으로 효과를 볼 수 있습니다. 최근에는 하악골신연술을 사용하여 기관절개를 하지 않고 호흡 곤란을 해소하였습니다. 하지만 하악의 성장과 치아 발생에 관한 장기적 결과에 대해서는 아직 명확한 보고는 없습니다. 혀보다 아래쪽에서 후두연화증(laryngomalacia) 같은 내재된 문제가 있다면 Tracheostomy가 필요할 수 있기 때문에 모든 경우에서 기관지내시경술을 반드시 해 보아야 한다고 합니다.

Pierre Robin sequence 환아에서 구개성형술의 시기는 환아의 성장, 특히 하악의 성장을 고려해서 계획합니다. 첫 일 년에 추가적인 성장을 하지만 그 후에는 정상 소아와 유사한 속도로 성장한다고 합니다. 보통 증후군을 가진 소아는 비증후군에 비해 성장이 늦습니다. 지속적으로 안면골을 계측해 보면, Pierre Robin sequence 환아가 정상에 비해 하악이 작습니다. 수술로 구개열을 닫으면 호흡에 유용한 면적이 줄어서 호흡 곤란에 이를 수도 있습니다. 첫 일 년에 하악이 적당한 크기가 된다면 구개성형술을 1세 이전에 안전하게 시행할 수 있습니다. Tracheostomy가 되어 있는 경우에는 삽입관을 제거하기 전에 수술해야 합니다. 구개성형술 후 호흡 장애는 25%이고 응급 기관절개술이나 재삽관한 경우가 11%라는 보고도 있습니다. 수술 후 발음의 결과는 구개열만 있는 환아와 큰 차이가 없다고 하지만, 언어 발달이 안 좋고 이차 수술의 빈도가 더 높다는 보고도 있습니다. 최근 연구에는 구개열만 있는 환아에 비해 발음의 결과가 좋지 못하며, 이차 수술의 빈도가 25.5%로 구개열만 있는 환아의 10.9%에 비해 높았다고 합니다.

3 구개열 환아의 문제점

1 정상과 구개열 환자의 구개 구조의 차이(그림 2-3)

정상적으로는 구개거근(levator muscle)이 soft palate의 후방을 가로지르는 transverse sling을 형성하여 수축 시 연구개가 후상방으로 움직이게 합니다. 구개열에서는 이 구개거근이 단절되어 있고 개열의 경계를 따라 세로로 배열되어 경구개의 후연에 비성상적으로 부착되어 있습니다. 이로 인해 효과적인 수축이 일어나지 않으므로 구개를 인두 후벽으로 완전히 이동시켜 구개인두를 폐쇄시킬 수 없습니다. 이로 인해 말을 할 때 코로 공기가 새어 나오는 과다비성(hypernasality)의 특징을 가집니다. 이런 구개거근의 위치 이상과 구개장근과의 비정상적인 유합으로 인해 이관의 기능에도 장애가 생깁니다.

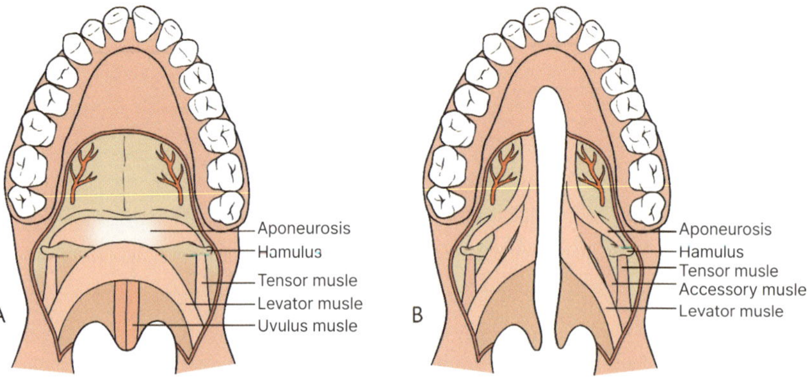

▲ 그림 2-3. 정상과 구개열 환자의 구개 구조

2 수술 전에 아기는 어떻게 먹여야 하나요?

아기가 입으로 먹기 위해서는 구강내 음압을 만들어야 하는데, 이를 위해서는 구개가 뒤쪽에서 인두를 막고, 앞쪽은 입술로 닫고, 하악을 열면서 혀를 구개에서 멀리 보내야 합니다. 이러면 폐쇄된 공간 안에서 구강내 공간이 효과적으로 커지면서 음압이 생깁니다. 그러나, 비인두를 닫지 못하거나 입술을 다물지 못하거나 구개가 온전하지 않으면 음압을 만들 수 없고, 이렇게 구개인두 폐쇄가 되지 않으면 모유 수유나 정상적인 젖병 수유가 어렵게 됩니다.

구개열이 있으면 구인두와 비인두가 통해 있어 혀로 구개를 막지 못하고 음압이 형성되지 않습니다. 따라서 빠는 작용이 일어나지 않아서 효과적인 모유 수유가 어렵습니다. 개열이 연구개의 후방에만 있는 경우에는 혀를 사용하여 부분적으로 음압을 만들어 낼 수 있지만, 구개열 환아의 대부분은 모유 수유가 어렵습니다. 당연히 구개는 온전하고 구순열만 있는 아기는 모유 수유에 큰 어려움이 없습니다.

3 구개열 아기는 잘 자랄 수 있나요?

소아기 후반이 되면 평균 신장과 체중이 정상아에 비해 감소한다고 합니다. 남자아이를 대상으로 한 연구에서는 사춘기가 6개월 정도 늦고 사춘기 동안 골격 속도가 둔화되지만 사춘기의 기간과 사춘기 골격 성장이 평균 1년 정도 더 지속되어 결국에는 키 등의 골격 성숙이 동일 해졌다고 합니다. 이런 성장 형태의 차이에는 여러 원인이 추측됩니다. 구개열 수술 전에는 확실히 음식 섭취의 어려움이 있지만 내재적인 성장 장애가 원인일 수도 있습니다. 중이와 기도 감염의 빈도가 높아서 초기 성장에 지연을 초래할 수도 있고, 여러 번의 수술을 겪으면서 성장호르몬이 감소될 수도 있습니다. 결론적으로 영아기, 아동기, 사춘기를 통해서 다인자적 요인으로 성장의 장애가 되는 듯하지만, 다행히 대부분의 환아들은 정상적인 키, 체중, 발달에 이르게 됩니다.

4 구개열 환아의 발음이 걱정입니다.

정상 발음을 위해서는 구인두(oropharynx)와 비인두(nasopharynx)를 분리하는 능력이 필요한데, palate가 oropharynx와 nasopharynx를 나누어 oropharynx에 양압을 만들어야 적절한 발음이 가능합니다. oropharynx에 양압이 필요한 소리를 낼 때는 구개가 올라가는데 이런 움직임에는 구개거근이 가장 중요한 역할을 합니다. 그래서 뒤에 나오는 수술에서 이 거근의 재건이 중요하게 됩니다.

소리를 만드는 것과 언어 발달을 구분해야 하는데 소리를 만드는 것은 주로 정상적인 해부학적 기능에 의존하고, 언어 발달은 전반적인 발달 문제와 더욱 연관이 있습니다.

구개 기능이 교정되지 않으면 구개인두부전이 생기고 과다비성을 보이며 쉰 듯한 소리가 납니다. 해부학적으로나 기능적으로 완전한 구개인두폐쇄가 일어나지 않으면 환아는 들리는 소리와 자신이 내는 소리가 다르기에 이를 최대한 비슷하게 하기 위해 나름의 비정상적인 발성이 생기는데, 이를 보상 기전이라고 합니다. 이는 전반적으로 다른 사람들이 알아듣기 어려운 부적절한 발성 패턴으로, 대표적으로 성문폐쇄음과 인두마찰음이 있습니다. 이미 습득한 보상조음은 언어 치료를 통해서도 고치기가 어렵고, 교정 수술 이후에도 남아 있을 수 있습니다.

5 구개열과 중이염

구개열 환아의 대부분에서 중이 질환이 발견됩니다. 이관의 운동에 관련된 근육들이 잘못 배열되어 있어 이관의 확장에 장해가 있고, 이관 연골구조의 내재적 기형으로 이관이 쉽게 함몰되는 경향이 있기 때문입니다. 이런 이유로 배출이 만성적으로 막히게 되면 장액중이염으로 이르고 지속적인 삼출에 의해 청력 손실을 야기할 수 있습니다. 구개열 환아의 절반에서 청력 손실이 관찰된다는 보고도 있고 구개열과 심한 삼출을 가진 치료받지 않은 환아는 완전 난청이 될 수도 있다고는 하나 최근 국내에서는 이렇게 심한 경우는 보지 못했습니다.

구개열 재건은 영구적 청력 상실의 위험성을 줄인다고 알려져 있습니다. 수술 자체가 만성중이염이나 청력 손실의 위험도를 줄이느냐 하는 데는 이견이 있습니다. 대부분의 구개열 환자에서는 수술 후에도 장액중이염은 몇 년간 지속됩니다. 일반적으로는 고막절개 후 환기 튜브 삽입이 치료의 원칙입니다.

4 수술

1 구개열 수술은 언제하는 것이 좋을까요?

가능하면 수술을 빨리 받을수록 발음이 좋습니다. 언어는 습관이므로 구개열을 가진 상태에서 언어를 배우면 언어에 결함이 생기고 이는 나중에 구개성형술을 받더라도 잘못된 발음 습관을 고치기가 매우 어렵습니다. 정상적인 아이들은 12개월 전에 언어 습득을 시작하는데 이 시기 전후로 수술하는 것이 가장 좋다고 일반적으로 알려져 있습니다. 그러나, 음성학적 발달은 실제로 더 이른 생후 4~6개월에 시작된다고 합니다. 그렇다고 1세 이전에 수술하는 것이 일반적이고 확고한 기준은 아니며, 아이의 전반적인 언어발달에 연계해서 고려해야 합니다. 정상적으로 발육하고 있는 환아는 늦어도 생후 18개월 이전에 구개성형술을 받아야 한다는 주장도 있고, 21개월까지 수술해도 보상 조음이 흔하지 않다고 합니다. 한편, 더 빨리 수술하는 것이 유리하다는 증거가 없음에도 불구하고 정상 발달을 보이는 아기는 9~10개월에 수술하자는 의견이 많습니다. 심지어 6개월 이전에 수술하자는 의견도 있으나 식이에는 도움이 되겠지만 아직 장기적인 연구 결과는 없습니다. 일반적으로 6개월 전에는 단기 합병증 빈도가 높아 권유되지 않습니다. 경구개와 연구개를 나누어 2단계로 수술하는 방법에 대한 연구의 결과는 전반적으로 만족스럽지 못합니다. 구개 수술의 적절한 시기를 정하기 위한 장기간의 전향적인 연구는 아직도 진행 중입니다. 앞에서 언급하였듯이 다른 심한 기형이나 증후군이 있는 경우에는 수술 여부나 시기에 신중을 가해야 합니다. 저자는 보통의 구개열 환아에서는 다섯 단어를 말할 정도로 언어가 발달하기 전인 생후 9~12개월이 적절한 수술 시기라는 주장에 동의하는 편입니다.

2 수술의 원칙

대표적인 수술 방법으로는 von Langenbeck palatopalsty, Furlow's Double opposing Z-plasty, Bardach's two-flap palatoplasty, Intravelar veloplasty 등이 있는데 최근에는 변형된 방법이나 복합적으로 혼용하여 사용되는 경우가 많습니다. Levator를 oral side mucosa와 nasal side mucosa에서 완전히 박리하는 근치연구개내근 성형술(radical Intravelar veloplasty)이 많이 사용되는데, 이를 위해 수술현미경을 사용하기도 합니다.

일단은 긴장 없이 구개열을 잘 닫아 주는 것이 중요하고, 정상 발음을 위해서는 연구개의 근육을 잘 재건해 주어야 합니다. 많은 기법들이 있고 그 결과들을 단순 비교하기는 어렵지만, 저자는 Radical Intravelar veloplasty나 Z성형술로 거근을 중복해서 재배치해 주는 방법이 levator sling을 재건하기 위해 적절하다는 의견에 동의합니다.

여러 이유로 Buccal fat flap을 routine으로 사용하는 것은 찬성하지 않지만, 필요하다면 주저하지 말고 적극적으로 사용하는 데는 동의합니다.

다른 논문이나 책을 보면, 구개열 수술에 관한 그림에서 개열이 아주 좁게 그려진 경우가 많은데, 여기에 현혹되어 이를 참고하여 수술을 계획하지 않기를 권합니다. 특히나 일측성이나 양측성 완전형 구개열에서 흔히 보는 그림처럼 개열이 좁은 환자는 실제로는 거의 없기 때문입니다.

5 수술 후 관리와 경과

1 수술 직후 관리

보통은 개구기(mouth gag)를 장착하기 전에 tongue tip에 4-0 정도 굵기의 실로 traction suture를 합니다. 이 suture는 mouth gag를 장착할 때 혀의 위치를 정리하기 위해 사용됩니다. 수술 후에 이 suture는 제거하지 않고 그냥 둡니다. 마취에서 회복 후 갑자기 airway 확보가 안 되는 경우에 아주 유용하게 사용할 수 있기 때문입니다. 요즘은 마취를 워낙 잘해 주시기 때문에 이 실을 사용해 본 기억이 거의 없습니다만, 만약을 위한 안전 장치인 거죠. Nasopharyngeal airway를 사용하는 병원도 있다고 합니다.

PaO_2는 항상 체크합니다. 보호자에게 사용법과 알람의 의미에 대해 충분히 설명해 주십시오. 술 후 저산소증은 꽤 흔한데 보통은 24~48 시간 후에 풀립니다. Mouth gag를 2시간 이상 사용하여 수술한 경우에는 tongue swelling이 심할 수 있어 이틀 정도는 확인을 해 주어야 합니다. 이를 예방하기 위해 수술 시간이 길어지면 수술 중간에 주기적으로 mouth gag를 풀어주기도 합니다.

Aacetaminophen 15 mg/kg이나 ibuprofen 10 mg/kg 정도가 통증 제거에 적절하며 정맥 투여나 경구 투여 모두 효과가 있습니다. 병원에 따라서는 수술 부위에 long acting local anesthetics를 주사하기도 하고 수술 후에 dexamethasone을 사용하기도 합니다.

구개열 수술을 하면, 점막으로 덮이지 못한 부분이 어느 정도는 있어서 수술 후에 12~24시간 정도는 피가 묻어 나올 수 있습니다. 수술 중간 중간에 epinephrine을 적신 cottonoid를 사용하거나, 수술 후 남은 공간에 gelatin sponge를 끼우고 epinephrine을 뿌려 주고 마취가 깰 때까지 가볍게 누르고 있으면 도움이 됩니다. 회복실이나 병동에서 출혈을 보이면 거즈로 수 분간 압박해 봅니다. 이때 손가락을 물리지 않도록 조심하셔야 합니다. 수 회를 실시해도 출혈이 계속되면, epinephrine을 적신 거즈로 압박하면 대개는 지혈이 됩니다. 목 뒤에 얼음팩을 대면 효과적이라고 합니다.

수술 후에는 정맥 주사로 수액을 충분히 공급하고 마취가 풀리면 완전유동식을 줍니다. 보호자의 이해를 돕기 위해서 '종류는 관계없지만 완전히 물처럼 되어 있는 것만 주셔야 합니다. 예를 들면, 주스는 되지만 쌕쌕이는 안됩니다'라고 알려 드립니다. 수술 후 우유를 먹이는 방법이나 입 안을 씻는 방식이나 횟수 등에 관하여는 수술 전에도 상세히 설명해 드리고 수술 후에도 수시로 확인하고 강조하는 것이 좋습니다.

2 구개누공

구개누공(palatal fistula)의 발생 빈도에 대해서는 연구에 따라 차이가 제법 많습니다. Double opposing Z-plasty를 사용하면 pushback 구개성형술이나 von Langenbeck 방법에 비해 누공이 훨씬 적었다고 하지만, 반대의 의견도 있고, 수술 방법에 따라 차이가 없이 8.6%에서 발생한다는 보고도 있습니다. 개열의 정도가 심할수록 누공의 빈도 높아서 Veau III/IV에서는 17.9%, Veau I/II에서는 5.4%로 보고한 연구도 있는데, 즉 구개열만 있는 경우보다 구순구개열에서 더 많이 발생한다고 합니다. 다른 연구에서는 전체적으로 7.87~9.81%의 빈도로 발생하는데 Veau I/II에서는 2.6~4%, 일측성구순구개열에서는 11.62~13.71%의 빈도라고 하였습니다. 또 다른 보고에는 전체적으로 6.4%로, 구순구개열에서는 11.9%, 구개열만 있는 경우에는 2.4%였다고도 합니다. 비교적 인정받고 있는 Jackson의 연구에 의하면, modified Double opposing Z-plasty을 사용하여 30년간 5.2%의 누공을 경험하였으며, 양측성에서 구개열만 있는 경우보다 5배나 높았다고 합니다. 저자의 연구에서는 636명의 구개열 수술 후에 3.1%의 누공이 발생하였는데, 성별, 수술 시기, 동반 기형이나 구순열의 유무, 개열의 정도와는 관계가 없었습니다. 다른 연구에서는 수술 방법에 따른 차이가 없다거나 숙련도에 연관된다는 보고도 있습니다.

연구개의 누공은 비교적 쉽게 재건되나 경구개의 누공은 충분한 크기의 피판이 필요합니다. 비강과 구강 점막을 따로 재건해야 하는데, 누공 주위에 절개를 가해 경첩피판처럼 비강 점막을 재건하고 구강 결손은 가능한 큰 골성점막 피판을 만들어 재건합니다. 치조의 누공은 골이식을 동시에 시행하면 성공 확률이 높습니다.

3 상악골의 성장

수술을 시행 받지 않은 구개열을 가진 성인은 정상적인 상악을 가지고 있으므로 구개성형술이 상악의 성장에 장애를 미친다고 생각됩니다. 이는 수술 반흔에 의한 것이거나 내재적인 상악 저발육이 원인일 수 있는데, 아마 둘 다 영향을 미치는 듯합니다. 구순열 수술이 상악 성장에 지장을 주고 혹은 구개열 수술보다 더 영향을 미칠 수 있다는 보고도 있지만 대개는 구개 수술이 더 중요하다고 생각합니다. 정상적인 상악의 성장은 구개 수술의 두 번째 목표이므로, 이를 위해서는 경구개에 점막으로 덮히지 않은 공간을 최소화하고 반흔을 줄이는 것이 도움이 되며, 누공을 만들지 않도록 조심해야 합니다.

수술 후에 상악궁의 횡적 성장이 부족하여 폭이 좁아져서 치아 과밀, 측면교차교합, 개방교합의 특징적인 부정교합이 생기면 교정 치료가 필요합니다. 상악의 전후 성장도 장애가 있습니다. 35~40%의 아이들이 전방 교차교합을 보이지만 15~20%의 아이들이 Le Fort I 상악전진술이 필요하였다고 합니다. 증후군이 없는 구개열 환아에서 상악전진술이 필요한 경우는 10~40%로 다양하게 보고되고 있습니다. 일측성구순구개열 가진 환아의 약 25%가 턱교정 수술이 필요하다는 연구도 있습니다. 교차교합과 상악저형성증은 구개열의 심한 정도와 상관이 있을 수 있다고 합니다. 개열이 넓거나 양측성인 경우에 상악저형성의 빈도가 높은데, 이것은 구개열 수술을 할 때 아무래도 박리를 더 많이 해야 하기 때문일 것이라고 추정됩니다. 증후군이 있는 구개열 환아에서 상악저형성이 더 흔한 것은 확실합니다. 증후군이 없는 경우에는 상악전진술이 필요한 경우가 10%였는데 van der Woude 증후군에서는 85%였다는 보고도 있습니다.

4 발음

구개성형술 후 발음 결과에 대한 보고도 상당한 편차를 보입니다. 구개성형술 후 만족스러운 발음은 70~80%라는 보고, 구개인두부전의 빈도는 전반적으로 15~30%라는 보고, 11개월 전에 수술한 경우에는 12.5%라는 보고 등이 있습니다. 앞서 언급한 Jackson은 변형된 이중대립Z성형술을 30년간 559명의 환자에서 시행하고, 5세에 구개인두부전이 8.1%, 능숙한 구개인두기능인 경우가(competent velopharyngeal mechanism) 72.4%, 21.5%는 경계성이라고 보고하였습니다.

어떤 형태로든 근육 재건을 시행하는 대부분의 방법에서는 좋은 발음 결과를 보였는데, 따라서 구개거근을 재건하는 것이 정상 발음에 필수적이라는 것에는 대부분 동의합니다. 그러나 어떤 방법으로 재건하느냐는 것이 관건이고, 근치연구개내근성형술이 효과적이라고 보고 있습니다.

환자의 상태에 따른 결과도 보고되어 있습니다. 구개열만 있는 환아보다 구순구개열 환아에서구개인두부전의 빈도가 더 높다는 연구가 많습니다. 남자, short palate, wide cleft에서 발음의 결과가 더 나쁘다는 보고도 있고, cleft가 넓으면 결과가 좋지 않아서 양측성에서 발음 결과가 좋지 않다는 보고도 있으나, 저자의 연구에서는 이런 차이가 나타나지 않았습니다.

앞서 수술 시기에서 언급하였지만, 수술 시기와 구개인두부전 발생은 아주 연관이 많습니다. 18개월 이전에 이중대립Z성형술을 받은 환아는 그 이후에 수술을 받은 환아에 비해 더 좋은 발음 결과를 보였습니다. 어휘적으로 덜 발달되고(5 단어 이하) 어린 나이에(평균 11개월) 수술을 받은 군이 언어가 더 숙달되고 늦은 나이(평균 14개월)에 수술을 받은 환아에 비해 전반적인 발음 결과가 좋습니다. 독일에서 1,300명을 조사한 연구에서는 구개인두부전은 술자와 중요한 연관 관계가 있었다고 합니다.

6

구개인두부전

Velopharyngeal dysfunction (VPD)이 구개인두부전에 가장 적절한 용어임에도 불구하고 Velopharyngeal incompetence, insufficiency, inadequacy 등의 약간 다른 의미의 명칭들이 혼용되어 사용되고 있고 심지어는 velopharyngeal incompetence (VPI)가 오히려 한국에서는 더 흔히 사용되기도 합니다.

VPD를 판단할 때는 tonsil과 adenoid를 잘 관찰해야 합니다. 이들이 발음에 영향을 줄 수 있기 때문입니다. 만약 비후되어 있다면 제거 후에 다시 발음을 평가해 보아야 합니다. 비음이 심해질 수도 있지만 오히려 발음이 좋아지는 경우도 있습니다.